황수란 박사의 웃음 치료 유머

황수관 박사의 웃음치료 유머

초판 1쇄 인쇄   2012년 6월 15일
초판 2쇄 발행   2016년 12월 27일

엮은이 (故) 황수관
정 리 한치호
발행인 이명수
편 집 구본일
디자인 이순옥 이다영
발행처 도서출판 세줄(등록번호 2-4000)
        서울시 중구 인현동 1가 115-1
        ☎ 02)2265-3748~9
총 판 선교횃불
        ☎ 02)2203-2739 FAX. 02)2203-2738

값 12,000 원
ISBN 978-89-92211-55-0   13080

웃음 치료 유머

황수란 박사의

Smile Therapy through humor

"세상에서 가장 필요하고 유익한 웃음에 관한 모든 이야기"

도서출판 세줄

인생을 성공에 이르게 해주는 웃음

닉슨은 대통령 선거에서 떨어진 후에, 패배하기 된 원인을 분석하던 과정에서 자신이 방송이나 신문, 잡지, 선거 포스터 등에서 한 번도 미소 짓는 얼굴을 보인 적이 없다는 사실을 발견했다.

이때부터 닉슨은 선거에서 패한 원인이 다름 아닌 딱딱하게 굳어 있는 자신의 얼굴이라고 생각하고 본격적으로 표정을 바꾸는 훈련에 들어갔다.

웃지 않는 사람에게 누가 표를 주겠는가? 결국, 4년이 지난 후에 닉슨은 미국의 대통령이 되었다.

이처럼 표정이 바뀌면 리더의 운명도 바뀐다.

"이 세상에는 두 유형의 리더가 있다. 매력적인 리더와 그렇지 못한 리더다. 그리고 이 두 유형의 리더를 결정적으로 가르는 요인 중 가장 중요한 것이 리더의 유머 감각이다.

똑같이 사람과 조직을 이끌어가면서 어떤 리더는 웃음을 주면서 부드럽게 이끄는 반면에, 어떤 리더는 인상을 찌푸리며 강압적으로 이끈다." 토머스 칼라일(영국의 비평가, 역사가)

'신바람 건강박사'라는 타이틀이 붙여진 지가 어느덧 15년이 된 것 같다.

그동안 대학에서의 강의와 스포츠 클리닉, 또한 일반 대중을 상대로한 건강강연을 위해 전국을 누볐으며 근래에 잠시 중단했던 CF 촬영과 방송출연 재개 등으로 눈코 뜰새 없이 바쁘게 지내왔다.

여기에다 정계에 입문한 이후, 선거출마와 중앙당의 당직을 맡다 보니 전보다 더욱 바쁜 일정의 연속이었다. 소위, 나는 유명인이 되었고, 덕분에 꼬마 유치원생들도 알아볼 정도로 떴다는 말처럼 많은 사람의 입에 회자(膾炙)되고 있는 실정이다.

그래서 나를 만나는 사람들은 "도대체 어떻게 살아오셨기에, 그렇게 늘 웃음이 넘치고, 강의도 쉽고 재미있게 하시는 겁니까? 그 비결이 무엇입니까?"라는 질문을 자주 받는다.

이런 질문을 받을 때, 나는 종종 지금껏 살아온 시간들을 다시 한 번 되돌아보곤 하는데 나의 그동안의 삶이 늘 웃음꽃 피고 즐거운 시간만은 분명 아니었다. 지독하게 가난했던 어린 시절, 야망과 의지에 불타던 청년시절, 만학의 조교생활 등 집사람과 아이들에게 많은 고생을 시킨 어려운 시절들이 있었다.

이러한 시간 속에서도 나의 오늘이 있을 수 있었던 것은 삶에 대한 희망과 긍정 그리고 노력의 결과가 아닌가 생각한다. 사람은 누구나 자기의 가슴속에 무언가를 품고 살아간다. 어떤 이는 슬픔과 아픔 그리고 서러움을, 또 어떤 이는 아름다운 기억을 가슴에 품는다. 어려울수록 기쁜 일을 떠올리고 감사하는 마음으로 사는 것이다.

이처럼 사람의 행·불행은 무엇을 가슴에 품느냐에서 시작된다고 볼 수 있다. 그래서 나는 항상 얼굴에 미소를 띠우고, 좋은 말을 하며, 남에게 친절하려고 노력한다. 그렇게 하면 이 세상에서 큰 성공을 못 이룬다 하더라도 나의 삶과 주위 분들께 조금 더 따뜻하고 그 분들이 행복해 질것이라 믿기 때문이다.

사실, 나는 삶이 즐겁고 행복하게 살 수 있다는 것을 깨달았을 때 거울을 보고 웃는 연습을 많이 했지만, 너무나 어색했고 우락부락한 나의 몰골은 형편없이 구겨져 있었다. 그런 심각한 모습으로 웃는 연습을 하는 내 모습이 웃겨서 히죽 웃고 말았는데 내가 찾고자 하는 모습 그거였다.

나는 비로소 이를 드러내고 아이처럼 웃을 수 있게 되었는데 이게 바로 신바람의 효시(嚆矢)가 아니었나 생각한다. 하긴 요즘 세상에 웃고 즐길만한 일이 그 얼마나 있겠는가.

우리 민족은 선천적으로 낙천적인 민족이며 아무리 어려운 현실에서도 비관보다는 낙관이, 슬픔보다는 즐거움을 갖고 있는 게 본디 정서이다. 이러한 사실은 우리의 역사를 통해서도 확인할 수 있다. 일제 36년의 폭정에도 굴하지 않고 해외에서, 전국 도처에서 독립을 쟁취하고자 했고 수많은 사람들이 목숨 걸고 투쟁한 대가로 왜정시대를 마감할 수 있었던 것이다.

또한 6·25를 겪으며 황폐화 된 5, 60년대의 극빈시대를 극복하고, 70년대의 산업화 과정을 거쳐 80년대 올림픽 개최를 정점으로 해서 세계에 우리의 위상을 과시했던 것이다. 이 모든 게 우리 민족의 긍정적이고 진취적인 신바람 정신이 없었다면 불가능한 일이었을 것이다.

이처럼 신바람의 개념은 최근에 생겨난 말이 아니고, 옛날부터 있어 왔다고 볼 수 있는데, 중국의 고서인 『삼국지 위지동이전』에서도 우리 민족을 '춤과 노래를 즐기는 매우 낙천적인 민족'이라고 기록하고 있다.

비록 지금은 당장 어렵고 힘들 수도 있지만, 그렇기 때문에 더욱더 낙천적이고 신바람 나는 태도를 가질 필요가 있다. 내가 지금껏 주장하는 바는 그리 특별한 것이 아니다. 그저 건강하고 행복하게 살자, 또 자주 웃으며 서로 사랑하자는 것이다.

이러한 나의 간결하고 쉬운 이야기에 많은 분들이 공감하고 열광해 주셨다. 잠시 잠들어 있던 우리 민족의 신바람 정신이 다시 빛을 발하고 있다고 나는 확신한다.

신바람나기 위해서는 삶의 패턴을 바꾸어야 하는데 소위 생활습관(life style)을 고쳐야 한다. 지금 우리나라 각계각층에서 개혁의 돌풍이 불고 있다. 이제는 구태의연하고 수동적이고, 안일한 자세로는 생존할 수 없으며 적자생존(適者生存)의 법칙이 여지없이 적용되고 있다.

이러한 냉엄한 현실에 살아남기 위해서는 우리 주변에 있는 작은 것들부터 개혁해야 한다. 불평불만, 시기, 적대감, 적당주의, 눈치보기, 끼어들기, 빨리빨리 근성 등 그야말로 일소해야 할 그릇된 풍

조들을 모조리 용광로에 쏟아버리고 긍정적 사고와 할 수 있다는 자신감, 애국심, 여유로운 마음가짐, 남을 배려하는 마음 그리고 늘 웃으려고 노력하는 자세들이 필요한 것이다.

이러한 긍정적인 라이프 스타일이 우리 몸에 차고 넘칠 때, 우리가 염원하는 개혁은 가속도가 붙게 될 것이다.

많은 것을 바꿔야 하는데 그 주체는 바로 우리들 자신인 것이다. 개혁은 멀리 있는 것이 아님을 상기하고 나부터, 지금 이 순간부터 도도히 흐르는 변화와 개혁의 대장정(大長征)에 동참하자.

나는 우리의 미래를 굉장히 긍정적이고 낙관적으로 본다. 왜냐하면 여기에는 말 없는 다수의 사람들이 나의 신바람 운동에 아낌없는 성원과 격려와 참여가 뒤따르고 있기 때문이다.

여러분, 너와 나 우리 모두 하나 되어 서로 사랑하고 신나게 웃으며 우리 미래를 열어 나갑시다.

2011년 봄에

황 수 관

1 · 사고 싶은 것 다 사!

4 · 사람에게 있는 6가지 감옥

5 · 두 명의 나무꾼

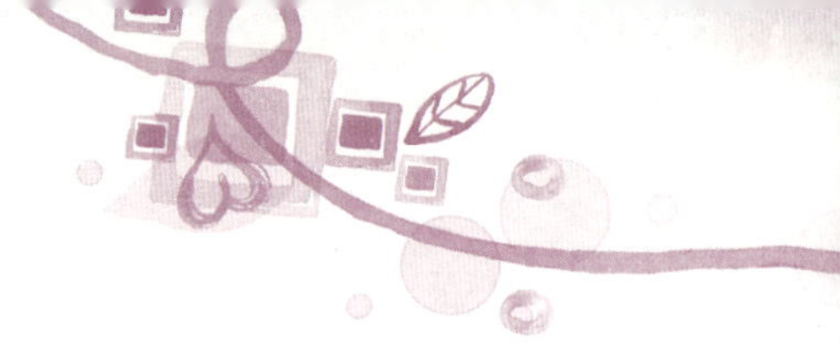

웃음에 관한 명언들

웃는 사람은 실제적으로 웃지 않는 사람보다 더 오래 산다.

건강은 실제로 웃음의 양에 달려 있다는 것을 아는 사람은 거의 없다.

〈제임스 윌스〉

웃음은 전염된다.

웃음은 감염된다.

이 둘은 당신의 건강에 좋다. 〈윌리엄 프라이〉

웃음은 어떤 핵무기 보다도 강하다. 〈오쇼 라즈니쉬〉

당신이 웃고 있는 한 위궤양은 악화되지 않는다. 〈패티우텐〉

우리는 행복하기 때문에 웃는 것이 아니고, 웃기 때문에 행복하다.

〈윌리엄 제임스〉

유머 감각이 없는 사람은 스프링이 없는 마차와 같다.

길 위의 모든 조약돌마다 삐걱거린다.〈헨리 와드비쳐〉

웃음은 마음의 치료제일 뿐만 아니라 몸의 미용제이다.
당신은 웃을 때 가장 아름답다.〈칼 조세프 쿠 쉘〉

웃는 사람에게는 복이 많이 온다.
한 번 웃으면 한 번 젊어지고, 한 번 노하면 한 번 늙는다.
인생이 노래처럼 잘 흘러갈 때에는 명랑한 사람이 되기 매우 쉽다.
그러나 진짜 가치있는 사람은 웃는 사람이다. 모든 것이 잘 안 흘러
갈 때도 웃는 사람 말이다.〈엘라 휠러 윌콕스〉

가장 명백한 지혜와 징표는 항상 유쾌하게 지내는 것이다.〈몽테뉴〉

가정의 웃음은 가장 아름다운 태양이다.〈새커리〉

나를 좋아하거나 존경하는 사람들의 공통된 특징을 나는 전혀 가늠
할 수 없다. 하지만 내가 좋아하고 애정을 가지는 사람들의 공통된
특징은 그들 모두가 나를 웃게 만든다는 것이다.
나에게 밤낮으로 무서운 긴장이 생겼기 때문에, 만일 내가 웃지 않
았다면 나는 이미 죽은 지가 오래 되었을 것이다.〈링컨〉

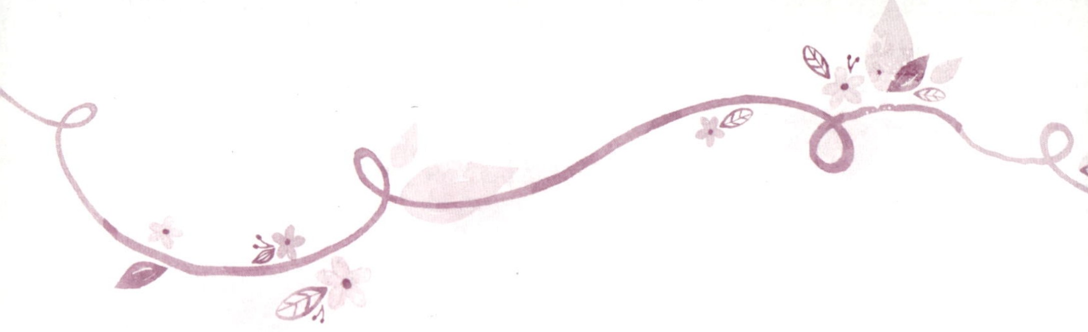

만족한 웃음은 집안의 햇빛이다. 〈대커리〉

근무 시간에 웃지 아니한 시간은 낭비한 시간이다. 〈세바스티안 참 포트〉

많이 웃는 사람은 행복하고, 많이 우는 사람은 불행하다. 〈쇼펜하우어〉

그대의 마음을 웃음과 기쁨으로 감싸라.

그러면 1천의 해로움을 막아주고 생명을 연장시켜 줄 것이다.

〈윌리엄 셰익스피어〉

마지막에, 웃는 자가 가장 잘 웃는 자이다. 〈존 반드로 경〉

모든 날 중, 가장 완전히 잃어버린 날은 웃지 않는 날이다. 〈샹포르〉

무엇이든 이상한 일과 부딪치면 웃는 것이 가장 현명하고 신속한

응답이며, 어떤 처지에 부딪쳐도 비장한 위안이 된다. 〈멜빌〉

미소는 가장 강렬한 영향력을 주는 유일한 것이다. 〈디어도어 루빈〉

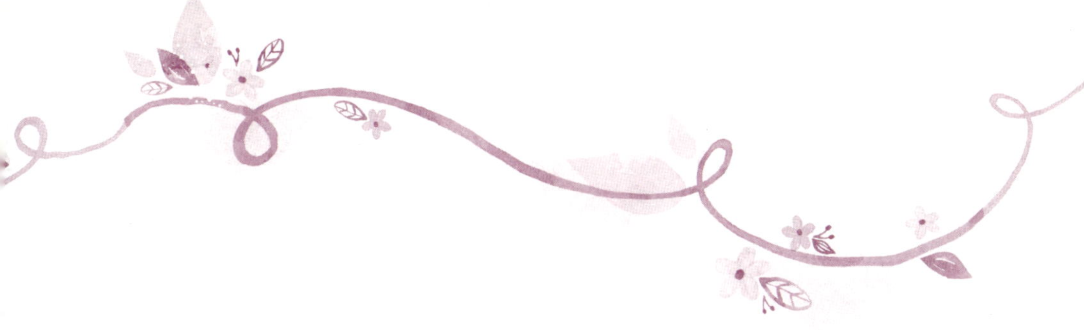

사랑과 웃음이 없는 곳에선 즐거움이 있을 수 없다.
사랑과 웃음 속에서 살아라. 〈호라티우스〉

사람은 누구나 자신의 웃는 모습에 주의해야 한다.
웃을 때는 그 사람의 결점이 그대로 보여지기 때문이다. 〈에머슨〉

사람의 성격이 가장 잘 나타날 때는 마주 대하여 말하고 듣고 웃을
때다. 〈괴테〉

사람의 웃는 모양을 보면 그 사람의 본성을 알 수 있다.
누군가를 파악하기 전, 그 사람의 웃는 모습이 마음에 든다면
그 사람은 선량한 사람이라고 자신있게 단언해도 되는 것이다.

〈도스토예프스키〉

사람의 웃는 얼굴은 햇빛과 같이 친근감을 준다. 〈위게너 벨틴〉

웃지 않는 청년은 야만인이요, 웃지 않는 노인은 바보다. 〈조지 산타야나〉
오늘 가장 좋게 웃는 자는 역시 최후에도 웃을 것이다. 〈니체〉

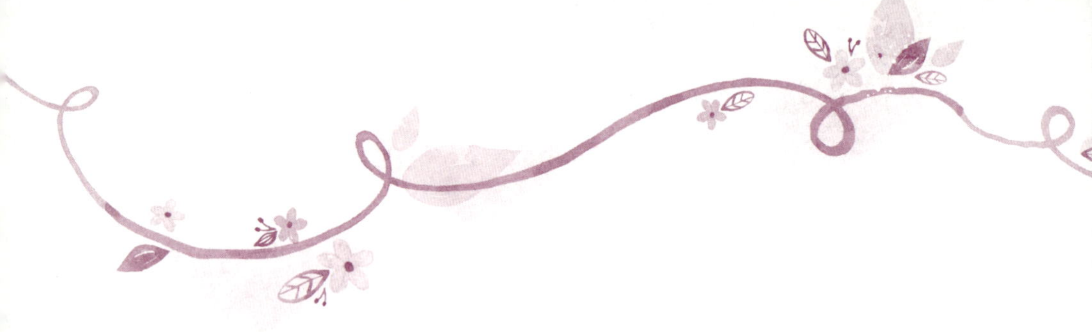

웃음은 홍역처럼 전염성이 강하다.
그것은 잠깐 사이에 사방으로 전염된다. 〈하베이 함린〉

아름다운 의복보다는 웃는 얼굴이 훨씬 인상적이다.
기분 나쁜 일이 있더라도 웃음으로 넘겨보라. 찡그린 얼굴을 펴기
만 해도 마음은 한결 편해질 것이다. 웃는 얼굴은 좋은 화장일 뿐만
아니라 피의 순환을 좋게하는 효과가 있다. 웃음은 인생의 약이다.
〈알랭〉

웃음이 인생의 한 가지 쾌락이라는 사실을 모르는 사람은
절대 현자가 아니다. 〈조셉 에디슨〉

웃어라, 그러면 세상도 그대와 함께 웃는다.
울어라, 그러면 그대 혼자 울게 된다. 〈엘라 윌러 윌콕스〉

웃음은 인간관계의 도로상에 있는 청신호이다. 그것은 암흑 속을
안내하는 손이요, 폭풍우 속에서 용기를 안겨주는 것이다.
〈더글라스 미돌〉

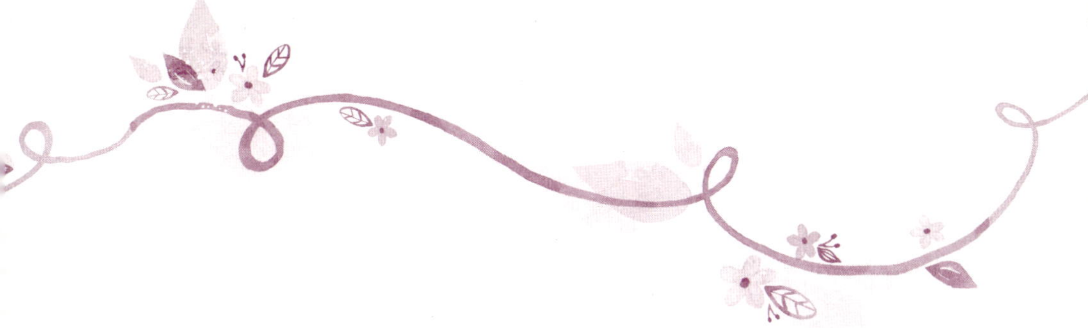

웃음은 인간에게만 허용된 것이며 이성이 가지는 특권의 하나이다.
〈리이 핸드〉

웃음이 없는 진리는 진리가 아니다.〈니체〉

웃을 수 있는 시간을 내십시오. 웃음은 정신의 음악입니다.
유머 감각이 부족한 사람치고 의식 구조가 썩 잘 되어 있는 사람은 없
다. 유머는 각 사람에게 주어진 특징의 귀중성을 인정하는 것이다.
〈로마인 가리〉

웃으면 사람의 몸과 마음을 이롭게 하는 온갖 경이로운 일들이 일
어난다.〈앤드류 매튜스〉

진리는 웃음과 동반한다. 진정한 유머는 머리에서 나온다기 보다
마음에서 나온다. 그것은 웃음에서 나오는 것이 아니라 조용한 미
소에서 나온다.〈토마스 칼라일〉

음식에 양념이 제대로 되어 있지 않은 것을 가지고 짜증내는 일이
있다. 사소한 일에 짜증을 내지 않는 습관을 가지는 것이 좋다. 화
평을 깨뜨리는 요인의 99%는 사소한 일에 있다.
사소한 일은 웃으면서 넘기는 것이 지혜로운 일이다.〈알랭〉

인간은 웃는 재주를 가지고 있는 유일한 생물이다.〈빅토르 위고〉

질병과 슬픔이 있는 이 세상에서 우리를 강하게 살도록 만드는 것
은 웃음과 유머 밖에 없다.〈찰스 디킨스〉

찡그리는 데는 얼굴 근육이 72 개나 필요하나 웃는 데는 단 14 개
가 필요하다. 철학이 가미되지 않은 웃음은 재채기 같은 유머에 불
과하다. 참다운 유머는 지혜가 가득 차 있다.〈마크 트웨인〉

햇빛은 누구에게나 따뜻한 빛을 준다. 그리고 사람의 웃는 얼굴도
햇빛과 같이 친근감을 준다. 인생을 즐겁게 지내려면 찡그린 얼굴
을 하지 말고 웃어야 한다.〈슈와프〉

일주일 내내 웃어보자!

월요일은 원래부터 웃고

화요일은 화사하게 웃고

수요일은 수수하게 웃고

목요일은 목숨 걸고 웃고

금요일은 금방 웃고 또 웃고

토요일은 토실토실하게 웃고

일요일은 일어나자마자 웃자.

하하하하하!

황수관 박사의
웃음치료 유머

1

사고
싶은 것
다 사!

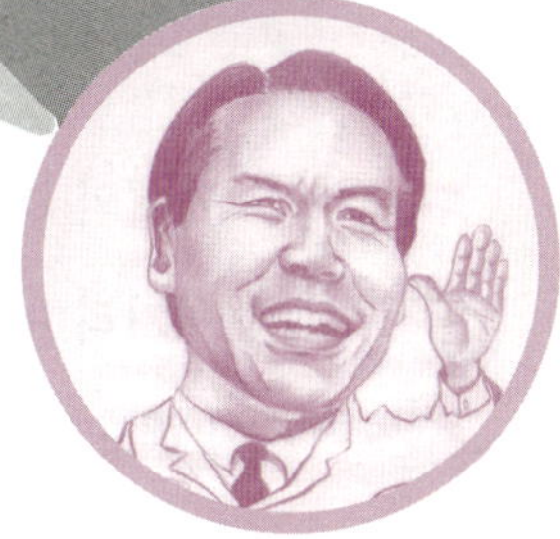

사고 싶은 것 다 사!

사우나에서 모두들 옷 갈아입느라 정신이 없는데 핸드폰이 울렸다. 그 옆에 있던 한 남자가 자연스럽게 받았다. 핸드폰의 성능이 워낙 좋아 옆에 있어도 상대방의 목소리가 쩌렁쩌렁 울려서 통화 내용이 다 들렸다.

전화기: 아빠, 나 게임기 사도 돼?

아저씨: 어, 그래!

전화기: 아빠, 나 신형 핸드폰 사도 돼?

아저씨: 그럼!

전화기: 아빠, 아빠, 나 새로 나온 컴퓨터 사도 돼? 게임을 하기에는 속도가 너무 늦단 말이야?

-옆에서 듣기에도 컴퓨터 까지는 무리라고 생각했다. 그런데,

아저씨: 너 사고 싶은 거 다 사!

전화기: 아~~~ 신난다. 인터넷으로 지금 주문한다?

아저씨: 알았어.

- 아이의 부탁을 다 들어주고 휴대전화를 끊은 그 사람은 주위를 두리번거리며 외쳤다.

"이 핸드폰 주인 누구요?"

토끼의 집념

토끼가 약국을 찾아가서 약사에게 물었다.
"당근 있어요?"

약사가 없다고 하자 그냥 돌아온 토끼는 그 다음날,
또 가서 물었다 .
"당근 있어요? "
"없대도 ~~"

다음날 토끼가 그 약국을 또 찾아가 물었다.
"당근 있어요?"
"없어. 한번만 더 귀찮게 물어보면 가위로 귀 잘라버린다 ~~"

다음날 또 토끼가 그 약국을 찾아갔다.
"아저씨, 가위 있어요?"
약사 "아니."

그러자 또 물었다.
"그럼, 당근 있어요?"

백수가 열 받을 때

1. 나보다 먼저 신 프로의 비디오를 빌려간 사람이 있을 때

2. 직장에 다니는 친구가 "할 일이 많아서 미치겠다"고 할 때

3. 날이 갈수록 혈색이 좋아진다는 소리를 들을 때

4. 오늘의 운세에 재물운이 좋다고 해서 비상금 털어 복권을 샀는데 어제 신문일 때

5. 개미와 베짱이 우화에서 베짱이의 최후가 불쌍하게 표현된 것을 볼 때

6. 공짜 술자리에서 한 잔만 먹어도 취하는 희한하고 억울한 일이 생겼을 때

7. 통장이 전기세를 받으러 와 달콤한 낮잠을 깨울 때

여보, 등산 좀 자주 갑시다

흥부 부부가 산에 나무하러 갔다가 그만 실수로 부인이 연못에 빠졌다.

흥부는 울고 있는데....산신령이 젊고 예쁜 여인을 데리고 나오며, '이 사람이 네 마누라냐?'

흥부: "아니올시다."

산신령은 여인을 놓고 다시 연못 속으로 들어가더니, 탤런트를 닮은 젊고 예쁜 여인을 데리고 나와서, '그럼 이 사람이 네 마누라냐?'

흥부: "아니옵니다."

산신령은 다시 물속으로 들어가더니, 이번엔 정말 쬐끄맣고 못생긴 흥부 마누라를 데리고 나왔다.

흥부: "감사합니다 … 산신령님 ~ ! 바로 이 사람이 제 마누라입니다."

흥부가 '고맙습니다' 라고 사례하고서 마누라를 데리고 가려는데, 산신령이 하는 말,

"여봐라 흥부야, 이 두 여인도 모두 데리고 가서 함께 살도록 하여라.

흥부: "아니옵니다. 저는 마누라 하나면 족합니다."

흥부는 마누라와 함께 집으로 내려왔다.

집에 와서 흥부 내외가 산에서 있었던 이야기를 하니, 이 이야기를 전해들은 놀부가 갑자기 자기 마누라에게 등산을 가자고 꼬셔서 연못가에 이르렀다.

"여보, 이리 와 봐. 물 참 좋다."

놀부 마누라가 연못가에 다다르자, 놀부는 자기 마누라를 연못에 밀어 넣고는 앉아서 산신령이 예쁜 여자를 데리고 나오기를 기다렸다. 한참 후에 건장한 사내가 물속에서 나오는데.

바지를 입고 허리띠를 매면서 하는 말,

"어허, 오랜 만에 회포를 풀었네. 기분 좋다."

뒤이어 놀부 마누라가 물속에서 나와 ,

치마끈을 올려 매면서 하는 말.......

"여보, 등산 좀 자주 갑시다. ㅋㅋㅋ"

할머니 사오정

할머니 사오정이 길을 걷고 있는데, 뒤에서 어떤 남자의 목소리가 들렸다.

"같이 가 처녀~ 같이 가 처녀~"

할머니는 자기를 부르는 소리를 벌써 일주일째 들었다.

'내가 아직도 처녀처럼 보이나. 내 뒷모습이 그렇게 예쁜가?'

자기를 부르는 사람이 누군지 보고 싶었지만 그 남자가 실망할까 봐 차마 뒤돌아보지 못했다. 집으로 돌아온 할머니 사오정이 싱글벙글하자 손자가 물었다.

"할머니, 오늘 무슨 좋은 일 있었어요?"

"아까 집에 오는데 어떤 남자가 할머니한테 처녀라고 그러더라."

손자는 믿기지 않는 듯이, 잘못 들은 건 아니냐고 물었다. 할머니는 정색을 하며 자신이 분명히 들었다고 하였다.

"그게 누군데요?"

"그건 모르지. 하여튼 남자들은 예쁜 건 알아가지고….'"

"그럼 내일 보청기 끼고 다시 들어보세요."

이튿날, 할머니 사오정이 보청기를 끼고 집을 나섰다. 그런데 하루 종일 돌아다녀 봐도 그 남자의 목소리는 들리지 않았다. 그래서 내일 다시 나와야겠다고 생각하고 집으로 오는데 뒤에서 어제 들었던 그 남자의 목소리가 들렸다.

"갈치가 천원~ 갈치가 천원~"

여자의 변신은 무죄

20대 치장

30대 분장

40대 변장

50대 포장

60대 완전 포장

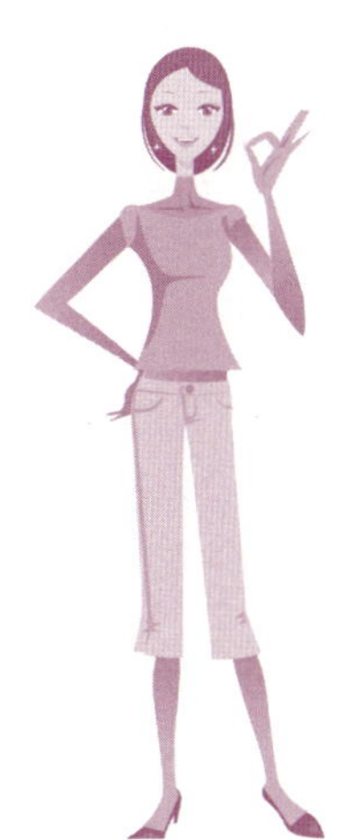

유치원 영어

어느 유치원에서 영어시간이었다.

선생님은 손가락을 쫙 펴고 아이들에게 물었다.

선생님: 여러분~ 이걸 영어로 뭐라고 하죠?

아이들: 핑거요~.

선생님은 움찔할 수밖에 없었다.

'헉! 조기 교육이 무섭긴 무섭군.'

이번에는 회심의 미소를 지으며 주먹을 꽉 쥐고 물었다.

선생님: 자~ 이번엔 이걸 뭐라고 할까요?

아이들: 안 핀거여~.

웃고 있는 이유

영안실에 시체 3구가 안치되어 있다. 그런데 이상하게도 모두 웃고 있는 얼굴이다.

형사가 검시관에게 왜 모두 웃고 있느냐고 물어보았다.

검시관: "이쪽에 누워있는 김 씨는 꿈에도 그리던 애인을 만났거든요. 너무 흥분해서 웃다가 심장마비로 즉사했어요. 그러니 웃는 얼굴이죠."

형사: "그렇군요. 그 다음은요?"

검시관: "가운데 박 씨는 복권이 대박이 터졌어요. 너무 좋아서 웃으면서 거리로 튀어나가다가 마침 달려오던 차에 치어 즉사했어요."

형사: "그랬군요. 그 다음은요?"

검시관: "저쪽의 곽 씨는 나무에 올라갔다 벼락을 맞았어요."

형사: "아니, 그런데 왜 웃고 있죠?"

검시관: "벼락인줄도 모르고 사진사의 플래시로 착각했나 봐요. 웃는 표정을 짓다가 나무에서 떨어져 즉사했어요!"

마징가

학생들이 집으로 돌아가고, 젊은 여교사가 학교를 빠져
나가고 있었다.

퇴근하던 교장은 차를 세우고 여교사를 차에 태웠다.
차 안에서 교장이 물었다.
"마징가?"
여 선생이 망설이자, 다시 한 번 교장이 물었다.
"마징가?"
여 선생은 이번에는 답하지 않으면 안 될 것 같아서
조용히 말했다.
"… 제트."
고개를 갸우뚱하던 교장.
"그럼, 막냅가?"

성 교육

일곱 살짜리 아들이 대뜸 아빠에게 물었다.

"아빠, 난 어디서 왔어?"

아버지는 요새 아이들이 성에 대한 질문을 하면 엉뚱하게 얼버무리지 말고 바른 대로 알려 줘야 한다고 쓴 신문 기사를 읽었는지라

'아! 이때로구나'

하고, 서재에 가서 백과사전을 꺼내다 놓고 남자와 여자의 성기의 차이, 사랑, 결혼, 임신, 생식, 출산 등을 자세하게 설명해 주었다.

그런데 아들은 설명을 듣고도 시큰둥해 하는 것이 아닌가?

"네가 알고 싶었던 게 그런 것 아니냐?"

"아니, 내 친구는 부산에서 왔다고 하던데 나는 어디서 왔냐구?"

신혼처럼

할아버지가 막 잠이 들려 하였다.

그 시간에, 신혼시절의 무드에 빠진 할머니가 말을 걸었다.

"그땐 우리가 잠자리에 들면 당신이 내 손을 잡아주곤 했죠."

할아버지는 내키지 않았지만, 손을 뻗어 잠시 할머니의 손을 잡아주었다. 몇 분이 지나자 할머니는 또 말을 걸었다.

"그런 다음 키스를 해주곤 했죠."

할아버지는 짜증이 났지만, 다가가서 살짝 키스를 한 뒤 다시 잠을 청했다.

잠시 후에, 할머니는 "그러고는 내 귀를 가볍게 깨물어 주곤 했죠" 하는 것이었다.

할아버지는 화가 나서 이불을 차 던지고 자리에서 일어났다.

"당신 어디 가요?"

할머니가 물었다.

"이빨 가지러!"

내가 생쥐다

자신이 생쥐라는 망상을 지닌 사나이가 겨우 정신병원에서 퇴원하게 되었다.

그런데 병원 입구에 주저앉아 나오려고 하지 않는다.
의사가 이상하게 생각하고 그 이유를 물었다.
사나이: "저기 고양이가 있어서 그래요"
의사: "이제 자네는 생쥐가 아니야!"
사나이: "그건 알고 있는데, 저 고양이가 아직 모르고 있을지도 모
르잖아요."

철수네 식당

철수네는 식당을 운영하고 있었다.

어느 날, 철수는 자기가 키우는 강아지에게 밥을 주려고 엄마한테 졸랐다.

철수: 엄마, 강아지 밥 안줘?

엄마: 조금만 기다려. 저기 손님이 드시다 남은 거 줄게.

엄마의 말을 듣고 철수는 앉아서 손님이 식사를 마치기를 기다렸다. 그러나 그 손님은 마지막 밥알 한 톨까지 싹 쓸어 먹는 것이었다.

철수: 엄마! 저 사람이 개밥까지 다 먹었어.

저 불렀어요?

어느 청년이 버스를 타고 갔다.

청년은 버스 맨 뒷좌석에 앉아 있었다. 버스가 끼어드는 오토바이를 피하려고 급정거를 하였다. 청년은 잡을 것이 없어서 뒷좌석에서 앞으로 튕겨져 나갔다.

앞으로 튕겨져 나간 청년은 운전석 바로 뒤에 있는 봉을 붙들고는 간신히 멈춰 섰다. 버스 안에 타고 있던 손님들 모두가 청년을 쳐다보았다. 청년은 매우 창피했다. 그래서 그는 운전수에게 말을 걸었다.

"아저씨, 저 불렀어요?"

또 다시, 버스가 급출발을 하자 이번에는 청년이 뒤로 넘어지려고 했다. 청년은 넘어지지 않으려고 뒷걸음질을 해서 겨우 자기 자리로 돌아와 앉게 되었다.

청년은 옆자리에 앉은 사람에게 말했다.

"안 불렀다는데요!"

어머니의 말씀

늦잠을 잔 나는 침대에 베개니, 이불이니, 죄다 늘어놓고 욕실에
가서 씻고 있었다.

'툭탁툭탁'

엄마가 내 방에서 이불을 개키는 소리가 들렸다.

나는 엄마에게 말했다.

"저녁 때 잘라꼬 이불 또 필낀데 머하러 이불 개비노?"

이불을 다 개키고 방을 나가며 엄마가 하시는 말씀.

"그라몬 니는 어차피 죽을 긴데 와 사노?"

엽기 할머니

날마다 부부 싸움을 하며 사는 할머니와 할아버지가 계셨다.

할아버지와 할머니의 부부 싸움은 굉장하였다.

손에 잡히는 것이면 무엇이든지 날아가고 언쟁은 늘 높았다.

어느 날, 할아버지 왈,

"내가 죽으면 관 뚜껑을 열고 흙을 파고 나와서 엄청나게 할마이를 괴롭힐거야..각오해!"

그러던 어느 날, 할아버지는 돌아가셨다.

장사를 지내고 돌아온 할머니는 동네 사람들을 모두 불러 잔치를 베풀고 신나게 놀았다.

지켜보던 옆집 아줌마가 할머니에게 걱정이 되는 듯 물었다.

아줌마 왈,

"할머니, 걱정이 안 되세요?

할아버지가 관 뚜껑을 열고 흙을 파고 와서 괴롭힌다고 하셨잖아요?"

그 말을 들은 할머니가 웃으며 던진 말,

"걱정 마. 그럴 줄 알고 내가 관을 뒤집어서 묻었어.

아마 지금쯤 땅 밑으로 계속 파고 있을 거야."

결혼이란

행복한 결혼이란 '기브 앤 테이크(give and take)' 다.

남편은 주고 아내는 받는다.

결혼 1년차에는 남편이 말하고 아내가 듣는다.

2년차에는 아내가 말하고 남편이 듣는다.

3년차부터는 남편과 아내 모두 말하고 이웃이 듣는다.

새 신랑이 행복해 보이면 우리는 이유를 안다.

그러나 결혼 10 년 된 남자가 행복해 보이면 우리는 궁금해 한다.

남편이 아내를 위해 승용차의 문을 열어준다면 이유는 딱 두 가지다. 새 차이거나 아내가 새 것일 때다.

내 나이?

곱상하게 생긴 노인이 흔들의자에 앉아서 한가로이 오후를 보내고 있었다.

지나가던 한 아주머니가 물었다.

"할아버지 참 곱게 늙으셨네요! 그 비결이 뭔가요?"

노인 왈,

"글쎄, 특별한 비결은 없는데……."

궁금해진 아주머니가,

"혹시, 담배를 안 피우십니까?"

노인 왈,

"아니, 하루에 세 갑씩 꾸준히 피우고 있지."

놀란 아주머니가,

"그럼, 술은 안 드시지요?"

노인 왈,

"일주일에 대략 소주 100 병 정도는 기본으로 마시지."

더욱 놀란 아주머니가,

"그럼, 운동을 열심히 하시는군요?"

그러자 노인 왈,

“내 평생 운동이라곤 해 본 적이 없다네.”

너무 신기하게 생각한 아주머니가,

“참 이상하시네. 그런데 어떻게 그렇게 곱게 늙으셨지요? 할아버지, 올해 연세가 어떻게 되십니까?”

노인 왈,

“스물아홉”

미국의 해군과 캐나다의 해안경비대

1995년 10월에, 실제 있었던 미국 해군과 캐나다 뉴펀들랜드 해안경비 당국의 무선 통신 내용.

미군: 북쪽으로 15도 항로를 바꿔주시기 바랍니다. 충돌할 것 같습니다.

캐나다: 충돌을 피하려면 귀함이 남쪽으로 15도 항로를 바꾸셔야 될 것 같습니다.

미군: 여기는 미 해군 함정의 함장이다. 반복한다. 항로를 바꿔라.

캐나다: 안 된다. 다시 말하겠다. 귀함이 항로를 바꿔라.

미군: 여기는 미군 대서양 함대에서 두 번째로 큰 항공모함 링컨호다. 우리는 구축함 세 척, 순양함 세 척, 그리고 아주 많은 지원 함정을 거느리고 있다. 항로를 북쪽으로 15도 옮길 것을 명령한다. 그렇지 않으면 큰 피해를 입을 것이다.

캐나다: 여기는 등대다. 네 마음대로 해라.

철딱서니 없는 아들

아침에, 일찍 어머니가 아들의 방문을 두드렸다.

"얘야, 일어날 시간이야."

"……"

"어서 일어나서 씻고, 밥 먹고, 학교 가야지."

"나 학교 가기 싫단 말이야!"

"너, 요새 왜 그러니? 왜 별안간 학교 가기 싫단 말이냐?"

"학교가 이제, 지긋지긋해졌어. 선생들은 나를 싫어하지, 애들은 나더러 네눈박이라고 놀리지, 어느 때에는 내 의자 위에 잔못을 뿌려놓지……"

"그만 좀 해라. 그러지 말고 어서 가!"

"왜 꼭 가야돼?"

"넌 왜 이렇게 철딱서니가 없니? 내일 모레면 오십이야! 더군다나 교장인 네가 안 가면 학교는 누가 책임지니?"

엘리베이터에서

당황: 여러 사람과 같이 있는데 방귀가 나오려고 할 때

다행: 그 순간 먼저 뀐 놈의 냄새가 풍겨 올 때

황당: 그놈의 냄새에 내 방귀를 살짝 얹으려 했는데 소리나는 방귀일 때

기쁨: 혼자만 있는 엘리베이터에서 시원하게 한 방 날렸을 때

감수: 역시 냄새가 지독했을 때 (음, 나의 체취쯤이야)

창피: 냄새가 가시기도 전에 다른 사람이 탔을 때

고통: 둘만 있는데 다른 사람이 지독한 방귀를 뀌었을 때

울화: 방귀 뀐 놈이 마치 자기가 안 그런 양 딴청 피우고 있을 때

고독: 방귀 뀐 놈이 내리고 놈의 체취를 혼자 느껴야 할 때

억울: 그놈의 체취가 채 가시기도 전에 다른 사람이 타며 얼굴을 찡그릴 때

울분: 엄마 손 잡고 올라탄 꼬마가 나를 가리키며 "엄마 저 사람이 방귀 뀌었나봐" 할 때

허탈: 엄마가 "누구나 방귀는 뀔 수 있는 거야" 하며 꼬마를 타이를 때

민감: 그러면서 그 엄마가 이해한다는 표정으로 나에게 살짝 미소를 띄울 때

재미있는 시골 할머니

시골 할매가 택시를 타고 목적지에 도착했다.

"할매요, 다 왔어요. 5500 원 나왔습니데이~"

"우짜꼬? 기사 양반요, 미안하지만 오백원어치만 뒤로 빠꾸(후진) 좀 해 주소. 돈이 오천 원 뿐이라서..."

이에, 기사가 서운하였지만 노인인지라 참으면서 말했다.

"할매요, 됐심더. 고마 내리이소."

할매:"어데요! 나는 그런 경우 없는 짓은 몬해요. 오백원어치만 뒤로 빠꾸 좀 해주소..."

기사: ????

건망증

안식일 아침에, 랍비가 창문을 들여다보고 있는 것도 모르고 신학생 세 명이 담배를 피우고 있었다.

그들은 즉각 랍비의 꾸중을 듣고 잘못을 빌었다.

첫 번째 학생

"선생님 면목이 없습니다. 오늘이 안식일이라는 사실을 깜빡 잊고 있었습니다."

두 번째 학생

"잘못했습니다. 안식에 금연이란 사실을 깜박 잊고……"

세 번째 학생

"선생님 죄송합니다. 커튼을 내리는 것을 그만 깜박 잊어서……"

할머니들의 끝말잇기

서울 할머니와 경상도 할머니가 경로당에서 만나 끝말잇기 놀이를 시작했다.

서울 할머니: 계란

경상도 할머니: 란닝구(런닝셔츠)

서울 할머니: ….

경상도 할머니: 와예?

서울 할머니: 외래어는 쓰면 안 돼요.

경상도 할머니: 그라믄 다시 하입시더.

서울 할머니: 타조

경상도 할머니: 조~오 쪼가리(종이 쪽지)

서울 할머니: 단어는 한 개만 사용해야 돼요.

경상도 할머니: 알았심더. 다시 해보소.

서울 할머니: 장롱

경상도 할머니: 롱갈라묵끼(나눠 먹기)

서울 할머니: 사투리도 쓰면 안 돼요.

경상도 할머니: 그라마 함마(한 번만) 더해봅시더.

서울 할머니: 야야! 집어치워!

인색가의 유언

인색하기로 유명한 부부가 있었다. 그런데 부인이 더 노랭이였다.

남편이 먼저 세상을 뜨게 되자 부인은 그의 장례비용이 너무 비
싸다고 투덜거리며 입관식도 생략했다. 세월은 흘러 부인도 임종할
날을 가까이 바라보게 되었다. 부인은 어릴 때부터 단짝이었던 친
구를 불러 자신의 장례절차를 부탁했다.

부인: "내 수의는 고급으로 하되 아무도 눈치 채지 못할 거니까 등
　　　쪽은 붙이지 말고 앞만 가리게 해 줘. 그 비싼 천을 낭비하
　　　는 것은 죄야."

친구: "하지만, 애, 그건 너무했다. 너희 부부가 천당에서 만나 같
　　　이 다닐 때, 등받이 없는 옷을 입고 다닐 생각이니?"

부인: "그런 걱정은 안 해도 돼. 우리 둘이 걸을 때 모두 남편만 쳐
　　　다 볼 거니까."

친구: "왜 그렇게 생각해?"

부인: "왜냐하면 남편을 염할 때, 바지를 안 입혔거든."

애들의 소꿉놀이

다섯 살배기 영호가 밖에 놀러갔다가 집으로 돌아왔다.

엄마가 영호에게 물었다.

"어디 갔었니?"

"수진이네 집에서 놀았어요"

"그래, 뭐하고 놀았니?"

"엄마 아빠 놀이요."

"어떻게 하는 건데?"

"수진이가 엄마하고 내가 아빠하고요.

내가 자고 있으면 수진이가 와서 막 흔들어 깨워요"

"그리고?"

"그러면 내가 '이러지 마. 피곤해. 내일 해줄게' 라고 말하면 돼
요.

오늘내일합니다.

결혼한 일등병이 병장에게

"저희 집사람이 오늘내일합니다."

병장 왈,

"어서 집에 가봐야지, 3일 휴가 다녀와."

휴가를 다녀온 일병이 일주일 후에 또

"병장님, 저희 집사람이 오늘내일합니다."

병장은 아직 애를 못 낳았구나 생각하고 또 휴가를 3일 주었다.

그런데 또 일주일 후에,

"병장님, 저희 집사람이 오늘내일합니다."

병장 왈,

"아직까지 순산하지 못했나?"

일병 왈,

"아니요, 저희 집사람이 저를 늘 오늘내일하며 기다립니다."

며느리와 아들의 대화

며느리: 자기야, 이 세상에서 누가 제일 좋아?

아들: 그야 물론 자기지~

며느리: 그 다음은?

아들: 우리 예쁜 아들이지~

며느리: 그럼 세 번째는?

아들: 그야 물론 예쁜 자기를 낳아주신 장모님이지~

며느리: 그럼 네 번째는?

아들: 음… 우리집 애견 둘리지!

며느리: 그다음에 다섯 번째는?

아들: 우리 엄마!

문밖에서 듣고 있던 시어머니,

다음날 새벽에 외출할 일로 나가면서 냉장고에 메모지를 붙여 놓았다.

"1번 보아라. 5번 노인정 간다."

어느 동창회에서

할머니들의 초등학교 동창회가 있었다.

모처럼 모여 식사를 하고 나서 한 할머니가 이렇게 말했다.

"얘들아 우리 모였으니 교가나 부르자." 하고 제안을 했다.

그러자 모두 놀라 할머니를 주시했다.

"아니 아직도 교가를 안 잊고 있었단 말이야~. 우린 모두 잊어 아는 사람 없는데……. 그럼 네가 한번 불러봐라."

하고 권했다.

그러자 할머니, 의기양양하게 일어나 부르기 시작했다.

"동해물과 백두산이 마르고 닳도록~ 하나님이 보우하사 우리나라 만세~~~ "

그러자 할머니들이 하나 같이 박수를 치며 이렇게 말했다.

"얘는 학교 다닐 때에 공부도 잘 하더니 기억력도 참 놀랍네."

칭찬을 받은 할머니, 집에 돌아와 의기양양하게 할아버지에게 오늘 있었던 일을 말했다.

내가 혼자 독창했다고~ 이 소리에 할아버지도 깜짝 놀랐다.

"아니! 아직도 교가를 안 잊었단 말이야~~~ 어찌 불렀는지 다시 한 번 해봐요."

그러자 할머니는 또 벌떡 일어나 아까처럼 신이 나서 불렀다.

그러자 할아버지 왈,

"어, 이상하네! 우리 학교 교가와 비슷하네~~."

칼국수 집에서

허름한 동네 칼국수 집에서 칼국수를 주문하고 기다렸다.

주방장 겸 카운터 겸 텁수룩 아저씨가 칼국수를 들고 오는 걸 보았다.

아저씨는 엄지손가락을 가득 찬 칼국수 국물 안쪽에 잠수시키고, 나머지 네 손가락으로 그릇을 받치는 자세로 칼국수를 들고 왔다.

"아저씨… 그 손가락!"

그러자 그 아저씨 씩 웃으며 이렇게 말했다.

"응, 괘안타. 안 뜨겁다."

수수께끼

서울에서 부산으로 가는 기차 안에서 은행원과 농부가 자리를 같이 하게 됐다.

은행원: "부산까지 가자면 지루하니까 우리 수수께끼나 하면서 갑시다. 문제를 못 맞히는 사람이 한 번에 천 원씩 내면 어떻겠소?"

농부: "보아하니 당신은 학식도 많아 보이고 돈도 나보다 많아 보이니 당신이 문제를 못 풀면 천 원, 내가 못 풀면 5백원으로 하면 어떻겠소?"

은행원: "좋소. 당신이 먼저 문제를 내보시오."

농부: "세 발로 걷고, 두 발로 나는 짐승이 무엇입니까?"

은행원: "…… 모르겠는데요. 여기 천 원이 있소. 이번에는 내 차례요. 그 답이 뭐죠?"

농부: "모르겠는데요. 여기 5백원 있소!"

택시 요금

어느 시골 할아버지가 택시를 탔다.

목적지에 도착하자 요금이 만원 나왔다

헌데 할아버지는 요금을 7600 원만 주는 것이 아닌가.

택시 기사가 황급히 말했다 .

"할아버지, 요금은 만원입니다."

그러자 할아버지 가까이 다가 와 씨익 웃으면서 말했다.

"이눔아!

2400원부터 시작한 것 내가 다 봤다. 이눔아!"

사나운 맹견 불독경 처칠

윈스틴 처칠의 아침은 신문을 훑어보는 것으로 시작하였다.

어느 날, 처칠의 비서가 일간신문을 들고 돌아와 처칠 앞에서 그 신문사를 맹비난했다.

처칠을 시거를 문 불독으로 묘사한 만평을 실었기 때문이다.

처칠은 신문을 물끄러미 바라보더니 이렇게 말했다.

"기가 막히게 그렸군. 벽에 있는 내 초상화보다 훨씬 나를 닮았어.

당장 초상화를 떼어버리고 이 그림을 오려 붙이도록 하게."

그럼, 그렇지!

10년째 백수건달로 빈둥빈둥 지내던 봉수가 밖에서 급히 뛰어 들어오며 아내인 말자에게 이렇게 소리쳤다.

"여보, 기뻐해 줘! 드디어 내가 아주 괜찮은 일자리를 찾아냈어!"

"정말이에요? 이젠 안 굶게 됐네!"

말자는 감격하여 눈물을 흘렸다.

"여보, 죄송해요, 일자리를 알아보러 다니는 것도 모르고 당신을 게으름뱅이라고 해서,"

그러자 봉수가 말자의 어깨를 끌어안으며, 이렇게 말했다.

"당신이 그렇게 기뻐하는 걸 보니 나도 몹시 기쁘구려,

당신! 그럼, 월요일부터 출근하는 거야~~~"

성차별

그가 수업시간에 졸면? “피곤한가보다.”

그녀가 수업시간에 졸면? “칠칠맞기는.”

그가 족구를 하면? “저렇게 뛰고 싶을까?”

그녀가 족구를 하면 “발광을 하는구먼.”

그가 담배를 피우면? “저러는 거 부모가 알까?”

그녀가 담배를 피우면 “저런 싸가지 없는 X.”

그가 술주정을 하면? “힘든 일이 있나 보네.”

그녀가 술주정을 하면 “누가 데려갈려나.”

그가 수석으로 장학금을 타면 “인물 났네.”

그녀가 수석으로 장학금을 타면? “독한 여자야.”

경험이 많은 은행가

은행가의 아들이 아버지의 사무실에 뛰어 들어와서 다급하게 재촉하였다.

"아버지! 아버지! 10만원만 주세요."

"그건 뭐 하려고 그래?"

"돈을 벌 수 있는 '건수'가 생겼거든요. 쉽게 2만원은 벌수 있어요. 그렇게 되면 아버지도 만원 나도 만원 벌 수 있어요."

"그래, 만원이 벌고 싶어서 그러는 거냐?"

"네"

아버지가 지갑에서 만원을 꺼내 아들에게 주었다.

"자, 받아라. 네가 벌고 싶었던 만원은 여기 있다. 그리고 그 '건수'는 없었던 것으로 하자. 네가 필요한 만원은 아버지가 준 것으로 하면 되고, 9만원이 굳으니 나도 좋고 말야."

택시 기사와 명연설가

2차 세계대전 당시 전세계의 결속을 모으는 연설을 하러 방송국
에 가야 했던 처칠.

그는 도로에서 택시를 잡았다.

"BBC 방송국으로 갑시다."

운전수는 뒤통수를 긁적이며 대꾸했다.

"죄송합니다. 손님.

오늘 저는 그렇게 멀리까지 갈 수 없습니다.

한 시간 후에 방송되는 처칠 경의 연설을 들어야 하거든요."

이 말에 기분이 좋아진 처칠은

1파운드짜리 지폐를 꺼내 운전수에게 건네 주었다.

그러자 운전수는 처칠을 향해 한쪽 눈을 찡긋하며 말했다.

"타십시오. 손님.

처칠이고 뭐고, 우선 돈부터 벌고 봐야겠습니다."

"그럽시다. 까짓 것!"

2

시어머니가
교회를
안나오는 이유

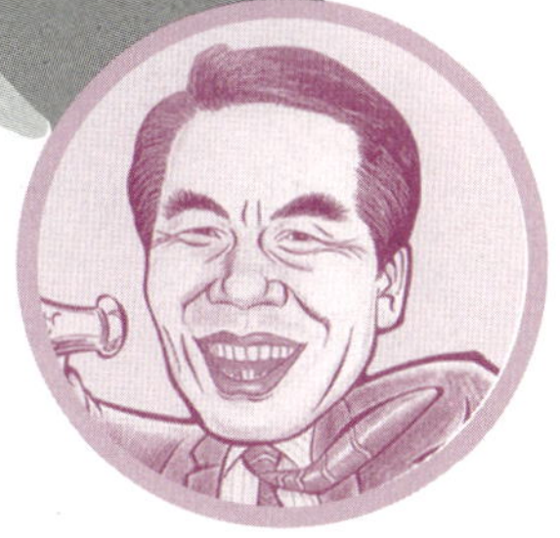

시어머니가 교회를 안 나오는 이유

믿음이 좋은 며느리가 예수를 믿지 않는 시어머니께 늘 핍박을 받으며 살고 있었다.

그러나 며느리는 시어머니의 영혼을 위해 눈물의 기도를 하고, 특별히 찬송가 395장 "너 시험을 당해 범죄치 말고"을 부르며 위로를 받았다.

그러던 어느 날이었다. 교회의 식구들이 그녀의 시어머니께 합심으로 전도를 하러 갔다.

"할머니. 예수님 믿으시고 천당으로 가시게 교회 나오세요.
며느님께서 할머니를 위해 눈물로 기도하고 계세요."

이때 시어머니가 하는 말,

"흥! 그것이 다 왕내숭 떠는 거예요. 내가 그것이 지 방에서 몰래 기도하고, 노래를 부르는 소리를 들었는데, 이 시어미를 이겨 버리자는 노래만 부릅디다."

깜짝 놀란, 집사님 한 분이 여쭈어 보았다.

"무슨 노래였는데요?"

"거~ 뭐라드라. 그래, 너 시어밀 당해 범죄치 말고 너 용기를 다

해 늘 물리쳐라~

너 시어밀 이겨 새 힘을 얻고~"

ㅎㅎㅎ^{^^}

할아버지의 순발력

지하철 경로석에 앉아 한 아가씨가 눈을 감고 자는 척했다.

깐깐하게 생긴 할아버지가 아가씨를 흔들면서 말했다.

"아가씨, 여기는 노약자 지정석이야.."

그때, 아가씨가 눈을 번쩍 뜨면서 신경질적으로 쏘아붙였다.

"저도 돈 내고 탔는데 왜 그러세요?"

그러자 할아버지가 되받았다.

.

.

.

.

.

.

.

.

"여긴 돈 안내고 타는 사람이 앉는 곳이야"

실수하지 않는 노인

어떤 아가씨가 수영장의 탈의실에서 옷을 벗고, 수영복으로 갈아입기를 마칠 때였다.

갑자기 문이 벌컥 열리면서 빗자루를 든 관리인 할아버지가 들어왔다.

아가씨는 기가 막혀서 할아버지에게 큰 소리로 말했다.

"어~ 머나! 노크도 없이 들어오면 어떡해요?

제가 벗고 있을 때 들어올뻔 하셨잖아요!

막 옷을 갈아입은 후니까 망정이지, 안 그랬다면 어쩔 뻔했어요?"

그러자, 할아버지는 빙긋이 웃으면서...

"난, 그런 실수는 절대로 안 해요.

들어오기 전에 꼭 열쇠 구멍으로 들여다보고 확인을 하니까."

부모와 자식 사이의 변천사

태어날 때는 내 새끼,

사춘기가 되면 원수 덩어리,

대학생이 되면 남남,

군대에 가면 손님,

장가를 가면 사돈,

낳을 땐 1촌,

대학가면 4촌,

제대하면 8촌,

결혼하면 사돈의 8촌,

애 낳으면 동포,

이민가면 해외동포,

장가간 아들은 희미한 옛 사랑의 그림자,

며느리는 가까이 하기엔 너무나 먼 당신,

장가간 아들은 큰 도둑,

시집간 딸은 예쁜 도둑,

며느리는 좀도둑,

손자들은 떼 강도,

빚진 아들은 내 아들,

잘난 아들은 나라의 아들,

돈 잘 버는 아들은 사돈의 아들,

딸 둘에, 아들 하나면 금메달,

딸만 둘이면 은메달,

딸 하나, 아들 하나면 동메달,

아들만 둘이면 목 메달

아들 둘 둔 엄마는 이 집, 저 집, 떠 밀려다니다 노상에서 죽고,

딸 둘 둔 엄마는 해외여행을 다니다 외국에서 죽고,

딸 하나 둔 엄마는 딸네 집의 씽크대 밑에서 죽고,

아들 하나 둔 엄마는 요양원에서 죽는다.

재산 안 주면 맞아 죽고, 반만 주면 쫄려 죽고,

다 주면 굶어 죽는다.

버스에 탄 엄마가

버스에 탄 엄마가 아기가 칭얼대자 자장가를 불러 주었다.

"잘 자라 ~ 내 아기 ~내 귀여운 아기~꽃 같이 예쁜~~?"

아기가 그래도 울음을 그치지 않자, 엄마는 더 크게 불렀다.

"잘 자라~ 내 아기 ~내 귀여운 아기~꽃 같이~~"

점점 커지는 노랫소리에 버스 안에 있던 사람들은 몹시 괴로운 듯 귀를 막았다.

그리고 마침내 들려오는 절규~

여기, 저기 사람들: "그냥, 애가 울게 놔두세요.ㅠㅠ"

근무 태만

사장이 사내 시찰에 나섰다. 납품 창고에 들렀을 때 한 젊은이가
벽에 기대앉아 졸고 있다가 인기척에 벌떡 일어섰다.

"넌 도대체 월급이 얼마냐?"

"150만원 입니다."

"그래? 너의 월급 150만원 여기 있으니, 당장 짐 싸가지고 나가!
넌 오늘 날짜로 해고야!"

화가 난 사장은 곧 창고과장을 불러 세웠다.

"근무 중에 졸고 있는 그런 녀석을 누가 고용했지?"

"파란색 잠바를 입고 있던 청년 말입니까?"

"그래! 벽에 기대앉아서 졸고 있더라고."

직원이 졸고 있었다는 사실에 분노하는 사장 앞에서, 이유도 모
른 체 어쩔 줄 몰라 하던 과장은 속으로 한숨을 내쉬며 태연하게 대
답했다.

"아, 그 사람은 우리 사원이 아닙니다.

거래 회사에서 납품하러 온 청년입니다."

밤에 할머니가 택시를 잡는데

밤에 할머니가 택시를 잡는데 택시들이 서지 않았다.

그래서 옆 사람들을 보니 따, 따, 따불이라고 하니 서는 것이다.

그걸 본 할머니,

따, 따, 따불하며 7번을 하니 그 앞에 6대의 택시가 섰다.

그중, 가장 마음에 드는 택시를 타고 골목 골목으로 들어가서 할머니의 집 앞에 내렸다.

요금이 5천 원이나 나왔다.

할머니가 '요금 여기 있쑤다' 하고 5천 원을 줬다.

택시기사: "할머니? 아니, 따, 따, 따불이었잖아요?"

할머니 : "예끼 이눔아, 나이 먹으면 말도 못 더듬냐?"

졸도

문제: 형과 동생이 싸우는데 가족들은 모두 동생편만 든다. 이것
　　을 간단하게 말하면?

답: 형편없는 세상~!!

문제: 한 남자가 25도짜리 소주 4병, 6도짜리 맥주 10병, 50도짜
　　리 고량주 2병 모두 마셨다. 이 남자가 마신 술은 모두 몇 도일
　　까?

답: 졸도!!

나도 나이가....

처칠이 정계에서 은퇴한 후에, 80이 넘어 한 파티에 참석하게 되었다.

처칠의 젊은 시절, 그의 유머감각을 기억하는 한 부인이 짓궂은 질문을 한다.

"어머! 총리님, 남대문이 열렸어요."

일제히 시선이 처칠에게로 향했지만

처칠은 싱긋 웃으며 대답했다.

"걱정하지 마세요, 부인.

이미 '죽은 새'는 새장 문이 열렸다고 해서 밖으로 나올 수 없으니까요."

오빠와 아저씨, 할배 구별하기

5위

핸드폰 허리에 차면 아저씨.

주머니에 넣으면 오빠!

없으면 할배~

4위

노래방에서 책을 앞에서부터 찾으면 아저씨.

뒤에서 부터 찾으면 오빠!

찾아 달라 하면 할배~

3위

덥다고 윗 단추 풀면 오빠!

바지 걷으면 아저씨.

내복 벗으면 할배~

2위

목욕탕 거울을 보며 가슴에 힘주면 오빠!

배에 힘주면 아저씨..

코털 뽑으면 할배~~

1위

브루스 출 때

허리 감으면 오옵빠~

왼손 올리면 아자씨..

발 밟으면 할배~~

아직도 본인이 어디에 속해야

할는지 모르겠다고라???

그럼, 조금 더 알려 드릴께용~~~.

탱크탑을 입고 가는 여자를

앞에서 보면 오빠!

힐끔 돌아보면 아저씨..

끌끌 혀를 차면 할배~~

술 먹고 나서

돈 걷으면 오빠!

서로 낸다고 하면 아저씨..

이쑤시개질만 하고 있으면 할배~~

식당에서 종업원에게

"아가씨~"라고 부르면 오빠!

"언니~"라고 부르면 아저씨.

"임자~"라고 부르면 할배~~ ㅋㅋㅋ

식당에서 물수건으로

손 닦으면 오빠!

얼굴 닦으면 아저씨.

코 풀면 할배~~ ("우웩~!! -. -")

머리"도" 자르러 가면 오빠!

머리"만" 자르러 가면 아저씨.

염색을 하러 가면 할배~~

배낭 여행가면 오빠!

'묻지 마' 관광가면 아저씨.

효도 관광 가면 할배~

오빠라는 소리에

덤덤하면 오빠!

반색하면 아저씨.

떽!! 하고 소리 지르면 할배~~ ㅎㅎ.

근사한 식당 많이 알면 오빠!

맛있는 식당을 많이 알면 아저씨.

과부 주인 많이 알면 할배...히히

벨트라고 부르면 오빠!

혁대라고 부르면 아저씨.

허리띠(헐끈도 유사함)라 부르면 할배~~ ㅋㅋㅋ

이름이 뭐야?

어느 교실에서 수업을 하고 있었다.

선생님이 잡담을 하고 있는 학생을 가리키며 물었다.

"너 이름이 뭐야?"

학생: "안득기입니다."

선생님은 큰 소리로 다시 물었다.

"너 이름이 뭐냐니까?"

학생: "안득기요."

화가 난 선생님은, "너 듣기나 안 듣기나?"

학생: "듣깁니다."

선생: "듣기면서 안듣긴다고 하느냐?"

선생은 다시 한 번 더 물었다.

"너 이름이 뭐지?"

학생: "안득깁니다."

화가 난 선생이 물었다.

"너, 이 반에 뭐냐?"

학생: "껌입니다."

학생은 입안에 무엇이 들어 있느냐고 묻는 줄 알았다.

선생은 할 말을 잃었다.

동업

벤처산업계의 총아요, 신흥부호가 된 남자가 있었다.

그가 어느 날, 애완동물가게를 들렸다. 가게에는 깜찍한 앵무새 한 마리가 있었는데, 신기하게도 용비어천가 125장을 거뜬히 읊을 뿐 아니라 셰익스피어의 14행시도 거침없이 외웠다. 그는 너무나 탄복해서 거금을 들여 그 앵무새를 사가지고 집에 돌아왔다.

그런데, 이 앵무새가 집에 온 지 한 달이 되어도, 용비어천가는 고사하고 시조 한 수 외우지 않는 것이었다. 아니, 시조는 고사하고 그 주둥이에서는 인사 한 마디 나오지 않았다. 참다못한 그 사업가는 다음 날 아침, 눈을 뜨자마자 그 앵무새를 데리고 가게 주인에게 따지러 가게 되었다.

사업가: "이 새가 벙어리가 됐으니, 내 돈을 돌려주시오!"

주인: "손님이 기르시다 벙어리가 되었으니, 반액만 돌려 드리겠습니다."

사업가가 돈을 받아들고 가게 문을 나서려는데, 등 뒤에서 이런 소리가 들려왔다.

앵무새: "내 몫도 꼭 챙겨줘야 해!"

성은이 망극하나이다.

미국의 어느 교회 장로는 TV에 나오는 사극을 너무나 좋아했다.

토요일 오후 퇴근길에, 비디오 가게에 가서 '용의 눈물' 사극 비디오를 빌려 밤이 새도록 다 보고 난 후에,
그 이튿날 교회에 가서 낮예배시에 대표 기도를 하게 되었다.
"오! 주 여호와 하나님, 성은이 망극하나이다".
하하하 하하.

재수 없어

아침 일찍, 옷가게의 문을 열자마자 한 남자 손님이 들어 왔다.

"어서 오십시오!"

"저 쇼윈도에 걸려 있는 울긋불긋한 옷 좀 끌어내려 주세요."

옷가게의 주인은 생각하기를,

'옳지, 저 처분 안 되던 옷이 이제야 팔리는구나.'

하며 내심 기뻐했다.

"아… 네, 잠시만 기다리세요."

주인은 신이 나서 그 옷을 신속하게 끌어내렸다.

손님은 만족한 미소를 지어 보였다.

"고맙습니다. 그 옷이 눈에 거슬려 이 앞을 지나칠 때마다 얼마나
짜증이 나던지요.… 이젠 신경 쓰지 않고 지나다녀도 되겠네요."

죽음도 두렵지 않다!

영국 의회 사상 첫 여성 의원이 된 에스터 부인.

그녀는 처칠과는 매우 적대적인 관계였다.
(처칠은 여성의 참정권을 반대했다)
" 내가 만약, 당신의 아내라면 서슴치 않고
 당신이 마실 커피에 독을 타겠어요."
처칠은 태연히 대답한다.
"내가 만약, 당신의 남편이라면 서슴치 않고 그 커피를 마시겠소.

인정신문 (認定訊問)

항간에 구구한 억측이 나돌던 연쇄 살인사건의 재판이 시작되었다. 재판장이 증인에게 인정신문을 하는 날이 되어 증인이 재판장 앞에 서게 되었다.

판사: "증인은 본 공판에서 판사나 검사가 증인에게 신문할 때 증인이 실제로 현장을 목격했거나 들은 일 이외에는 본인의 생각이나 추측 혹은 남들에게서 들은 풍문을 근거로 증언해서는 안 됩니다. 그럼, 최 검사부터 심문 하십시오."

검사: "우선 인정 신문을 하겠습니다. 성함은?"

증인: "강 두송 입니다."

검사: "생년 월 일은?"

증인: "저 …, 저 … , 저 … ,"

판사: "증인, 왜 그러시오? 자기의 생년월일도 모른단 말이오?

증인: "태어났을 때 틀림없이 현장에 있었으리라 생각하고, 또 추측을 하고는 있는데 부모님이나 다른 사람들의 풍문으로밖에는 저의 생일을 알 수 없거든요. 재판장님이 풍문을 증거로 대답하지 말라고 하셔서요."

상추

오랜 친구 사이인 두 할머니가 이야기를 나누고 있었다.

서로의 안부를 묻고 나서 한 할머니가 말했다.
"바깥어른은 잘 계신가요?"
"지난주에 죽었다우. 저녁에 먹을 상추를 따러 갔다가 심장마비
로 쓰러졌지 뭐유."
"이런, 쯧쯧, 정말 안 됐소. 그래서 어떻게 하셨소?"
"뭐, 별 수 있나. 그냥 시장에서 사다 먹었지."

영업 방해

쌀쌀한 초겨울, 서울역의 지하도에서 새우잠을 잔 백수건달이 너무도 추워서 일찌감치 잠이 깼다. 그는 더 누워 있어 보았자 잠이 올 것 같지도 않고 출출하기도 해서 잠자리를 훌훌 털고 영업(걸식업)을 하러 역 근처, 만리동으로 나섰다.

그는 터벅터벅 걸어서 근사해 보이는 2층 집 대문 앞에 이르게 되었다. 대문을 두드렸으나 아무 기척도 없었다. 그래서 이번에는 초인종을 계속 눌러댔다. 그러자 2층의 창문이 열리고 머리가 희끗희끗한 중년 남자가 머리를 내밀었다.

"누가 새벽부터 남의 단잠을 깨워요?"

"동냥 좀 왔습니다."

"아니, 아무리 거지라도 사람이 염치가 있어야지. 이 이른 시간에 무슨 구걸이야?"

그는 속으로 '동냥은 안 주고 들고 있는 쪽박만 깬다더니 이 경우를 두고 얘기하는 거로구나' 라고 생각하고는 대뜸 그 중년 남자에게 다음과 같이 소리 질렀다.

"아니, 내가 당신 하는 영업에 참견한 적이라도 있단 말이오? 내가 언제 영업을 하던 왜 간섭이오?"

미술가 · 음악가

학교에서 돌아온 철식이가 엄마에게 물었다.

"엄마! 엄마는 미술가가 좋아요, 아니면 음악가가 좋아요?"

그러자, 아들의 질문에 감탄한 엄마는 잠시 생각한 뒤에, 이렇게
대답하였다.

"우리 아들이 미술가가 된다고, 그리고 음악가도?

누가 그래? 너희 선생님께서 네게 소질이 있다고 그러셨어?

엄마는 그야 물론, 둘 다 좋지."

그러자 철식이는 자랑스럽게 성적표를 내보였다.

거기에는 이렇게 적혀 있었다.

'미술 – 가, 음악 – 가'.

생일 파티

아침에 출근한 최 상무의 안색이 무척 우울해 보였다. 그래서 젊은 여비서가 '왜 그러시냐?'고 물어 보았다.

"별 것 아냐. 오늘이 내 생일인데 아무도 기억하고 있는 사람이 없나봐!"

"어머나 , 그러세요? 그럼 제가 오늘밤 조촐한 생일 파티를 해 드릴께 저의 아파트로 오시겠어요?"

"그렇게만 해 준다면 우울한 기분이 확 풀릴 거야."

"퇴근 후에, 장도 보고 준비도 해야 하니까 그럼 10시쯤 오세요!"

독신의 여비서가 생글 생글 웃으면서 파티에 초청해 주는 바람에 우울한 기분이 가을 하늘처럼 개어 버렸다. 최 상무는 10시 정각에 비서의 아파트에 도착했다. 여비서는 엷은 화장을 한 얼굴로 다정하게 그를 맞이했다.

"잠깐만 기다리세요. 거의 다 됐어요."

그녀는 옆방으로 들어가서 30분 만에 나오라고 하였다.

30분이 지나서 최 상무가 방문을 열었을 때, 그는 놀라 자지러지지 않을 수 없었다.

눈앞에는 각종 음식과 술이 테이블 가득히 차려져 있었고, 회사 간부들이 다 와 앉아 있는 것이 아닌가!

최 상무가 놀라서 어쩔 줄 모르는 동안 간부들은 경악을 금치 못하였다.

최 상무가 몸에 걸친 것이라고는 양말 한 켤레 뿐이었으니까.

너무 성숙한 요즘의 아이들

놀이터에서 꼬마들이 모여서 재미있게 소꿉놀이를 하고 있다.

6살짜리

"나도 저런 시절이 있긴 있었는데, 휴우~~~~!"

7살짜리

"생각하면 뭘 해! 다아~~~~~지난 일인걸, 아휴!!!!"

8살짜리

"나는 학교 갔다 오면 쟤들 보는 재미에 산다니까"

내 이름은 봉팔

집 앞의 길거리에서 한 젊은 아빠가 우는 아기를 달래느라 땀을 뻘뻘 흘리고 있었다.

젊은 아빠는 아기를 어르면서 계속 중얼거렸다.

"봉팔아, 화내지 마라. 봉팔아, 화내지마."

"에그, 젊은 양반이 고생이구먼, 우는 아기 달래는 일이 짜증이 나기 마련이지, 참을성이 많은 아빠야, 근데 아기 이름이 봉팔인가?"

그러자, 그 젊은 아빠가 대답했다.

"아뇨, 봉팔이는 전데요?"

머리가 좋아지려면

동네에서 잡화상 가게를 새로 산 주인은 머리가 좋고 부지런해서 사업이 번창했다.

단골 손님이 '어떻게 하면 그렇게 머리가 좋아 질 수 있느냐'고 물으니까,

주인: "아무에게나 그런 비밀을 말할 수 없지만 당신은 내 단골손님이고, 우리 가게만 이용하니까 알려줄게요. 광어 대가리를 사 먹으면 머리가 명석해집니다."

손님: "여기서 광어 대가리도 파나요?"

주인: "물론 팔지요. 하나에 3만원인데 네 개를 한 번에 사면 10만원이니까 2만원이 굳어요."

닷새 후에, 손님이 다시 와서 그 네 개를 다 먹었는데도 아무 효과가 없다고 투덜댔다.

주인: "아니, 광어 대가리 넷 먹고 머리가 좋아지면 이 세상에 머리 나쁜 사람이 누가 있겠어요? 한 스무 개 더 먹으면 모를까."

손님은 광어 대가리 스무 개를 더 사가지고 가더니 3주 후에 다
시 나타났다.

손님: "아니, 남을 바가지를 씌워도 분수가 있지, 광어 한 마리를
　　　 사도 2만원인데 어떻게 대가리 하나가 3만원이요?"
주인: "저것 봐, 벌써 머리가 저렇게 좋아졌네!"

주걱으로 맞은 흥부

흥부가 너무 배가 고파 초췌한 모습으로 형 놀부의 집을 찾아갔다.

흥부, 문을 똑똑 두드리며…

몇 번을 망설이고 용기를 내어~

"저… 저…형수님… 계세요"라고 물었다.

마침, 부엌에서 밥을 짓고 있던 놀부 마누라가 묻는다.

"누구세요?"

흥부는 떨리는 목소리로 대답하였다.

"저… 저… 흥분데요…"

솥에서 밥을 푸고 있는 형수의 뒤에서 흥부가 인사를 하는데, 형수가 못 들었는지 반응이 없자, 흥부가 다시 큰소리로 말했다.

"형수님~, 저 흥분데요…"

그러자 놀부 마누라가 화난 표정으로 뒤돌아서며, 흥부의 뺨을 주걱으로 때렸다.

"그래, 이놈아, 형수의 뒷모습을 보고 흥분되는 네가 사람이여?"

놀부의 아내는 들고 있던 주걱으로 흥부의 뺨을 퍽!퍽!퍽!

비용

교회에서 결혼식을 막 끝낸 신랑이 목사에게 결혼식 비용을 지불
하려 하였다.

신랑은 지갑을 꺼내며, 얼마를 드리면 되느냐고 물었다.

그러자 목사가 말했다.

"우리 교회에서는 비용을 따로 받지 않습니다.

다만 신부가 아름다운 만큼 돈을 내시면 감사히 받겠습니다."

"아, 그러세요? 여기 10만원 넣었어요. 감사합니다."

신부를 힐끗 본 목사 왈,

"거스름돈 9만원 받아 가세요."

보청기의 성능

노인 두 사람이 의자에 앉아 이야기를 하고 있었다.

한 노인이 입을 열었다.

"이봐, 나 보청기 새로 샀어."

그는 보청기를 귀에서 빼서 친구 노인들에게 보여주었다.

이에, 친구들은 부러워하면서 보청기를 쳐다보았다.

"엄청 비싼 거야!"

한 노인이 부러워하며 물었다.

"그래, 얼마를 주었는데?"

이에, 보청기를 자랑하던 노인은 자기의 손목시계를 보면서 대답
했다.

"12시."

못 말려

목사가 설교를 시작만 하면 꾸벅꾸벅 조는 노신사가 있었다.

목사가 하도 민망하게 생각해서, 이 노인과 함께 교회에 나오는 손자에게 물었다.

목사: "애야, 내 설교 시간에 할아버지가 졸지 못하게 하면 내가 너에게 매주 200원을 주마."

손자: "예, 좋아요. 내가 할아버지 곁에 앉아서 할아버지가 못 조시게 할게요."

그 후에, 3주 동안 이 노인이 졸지 않았는데 4주째부터는 또 꾸벅꾸벅 졸기 시작했다. 목사가 손자를 불러 물었다.

목사: "애야, 어떻게 된 거니? 할아버지가 다시 조시는구나."

손자: "예, 알아요. 그런데 할아버지가 예배 시간에 주무시는 것을 깨우지 않으면 매주 500원씩 주시기로 했거든요."

초콜렛

발렌타인데이가 있었던 2월,

어느 회사의 직원들이 초콜렛에 대해 얘기하고 있었다.

직원 A : 올해, 우리 회사에서 누가 제일 발렌타인 초콜렛을 많이

　　　　받았게?

직원 B : 글쎄. 여직원들에게 인기많은 영업부 영수씨 아닐까?

직원 A : 아니야, 우리 부장이야

직원 B : 말도 안 돼! 우리 회사에서 제일 미움 받는 우리 부장이

　　　　어떻게?

직원 A : 당뇨병이거든.

공교로움

팔순의 노인이 정기진찰을 받으러 병원에 갔다.

의사는 노인에게 '근력이 좋으시냐?' 고 물어보았다.

"아주 쟁쟁합니다. 요전에 결혼한 18세 신부가 임신했어요. 그만하면 됐지요?"

한참을 생각하고 있던 의사가 입을 열었다.

"저, 이야기 한 토막 하겠습니다. 영감님도 아시죠? 그 유명한 포수 말입니다."

"사격대회에서 일등 한 선수 말이죠?"

"예, 바로 그 사람이 사냥을 하러 갔는데 그만 서두르다 총 옆에 세워둔 우산을 들고 나섰어요. 산에 들어선지 얼마 안돼서 도랑 옆에 메추라기가 한 마리 앉아 있는 것을 보았습니다. 우산을 쳐들어 겨냥을 하고 손잡이를 잡아 당겼더니 메추라기가 그 자리에서 거꾸러졌답니다."

"에이, 그럴 리가 없지요. 공교롭게 그 근처에 숨어있던 다른 포수가 동시에 쏘았겠지요."

"바로 맞추셨습니다. 그래서 드리는 말씀인데요... 영감님의 경우도 혹시 다른 포수가 공교롭게 쏜 경우가 아닐까요?"

"……"

기가 막혀서

어느 날, 자정이 넘어서야 억지로 들어오는 남편 때문에 화가 치밀어 오른 아내가 있었다. 그녀는 화를 참지 못하여 바가지를 긁기 시작했다. 그러나 아무리 화를 내고, 앙탈을 부려보아도 남편은 묵묵부답.

그런 남편이 더욱 보기 싫은 아내가 소리쳤다.

"당신, 정말 너무한다. 왜 3시가 넘어서야 들어오는 거예요?"

그러자 남편이 귀찮다는 듯 하는 말,

"이 시간에 문 여는 데가 이 집밖에 없어서 들어온다.

왜?"

신분증 사진

요즘은 구청에서도 여권발급 업무를 취급하고 있다.

어느 구청 앞에 자리를 잡은 사진관에서 여권 사진을 찍으러 오는 사람들이 불평이 이만저만이 아니었다.

모두들 여권 사진이 너무 안 나왔다는 것이다.

사진관 주인은 불평을 너무 많이 들어 진절머리가 났던 모양이다.

어느 날 촬영실 입구에 이런 글이 붙어 있었다.

"신분증이나 여권 사진이 잘 나오기 바라는 사람은 좀 더 잘 생긴 얼굴을 가져올 것."

수재의연금

　술집 주인 주 씨와 푸줏간 주인 육 씨는 허물 없이 지내는 친구사이였다.

　어느 날, 육 씨가 주 씨네 술집에서 친구들과 함께 술을 마시고 있었는데, 목에다 모금함을 걸친 학생 두 명이 수재의연금을 모금하기 위해서 주점으로 들어왔다.

　카운터에 앉아있던 주 씨가 한 학생에게 말했다.

　"저 테이블에서 술 마시고 있는 뚱뚱한 아저씨가 이 집 주인이니까 그 아저씨에게 가서 말해라!"

　이 말을 듣고 있던 육 씨는 곧이어 주 씨를 향하여,

　"바텐더, 금전등록기에서 2만원만 꺼내 학생들 모금함에 넣어 줘!"

취객

늦은 밤, 어떤 중년 신사가 술에 취해 길에서 볼 일을 보려고 전
봇대 앞에 섰다.

신사가 몸을 가누지 못해 쩔쩔매자 지나가던 청년이 말했다.
"아저씨, 제가 좀 도와드릴까요?"
신사는 청년에게 기특하다는 듯 말했다.
"나는 괜찮으니, 흔들리는 전봇대나 좀 잡아주게."

재치 있는 사모

교회의 원로인 허 목사가 거실에 앉아 있다가 창밖을 내다보니까 교회에서 둘째가라면 서러워할 수다쟁이 오 집사가 오고 있다.

허 목사는 슬그머니 일어나서 2층으로 올라가면서 사모에게 잠깐 쉬다 내려오겠다고 했다.

한 두어 시간 후에, 아래층이 조용하기에 손님이 간줄 알고 내려오면서 목사가

"그 수다쟁이는 갔소?"

하면서 거실을 둘러보니 아직도 수다쟁이 오집사가 앉아 있는 게 아닌가!

재치 있는 사모가 얼른 말을 받아서 대답하였다.

"목사님, 한 두어 시간 전에 수다쟁이는 돌아갔고요, 수다쟁이가 간 뒤에 오 집사님이 오셨어요."

중독

뚱뚱하다고 놀림을 받던 영자가 포도 외에는 아무것도 먹지 않는
'포도 다이어트'를 시작했다.

사흘째 되던 날 영자는 그만 의식을 잃고 쓰러졌다. 깜짝 놀란 가
족은 쓰러진 영자를 병원으로 데려갔다.

영자 어머니가 의사에게 물어봤다.

"의사 선생님, 영양실조인가요? 얘가 며칠 동안 포도만 먹었거든
요."

의사가 고개를 저으며 말했다.

"농약 중독입니다."

남자를 불에 비유하면

10대: 부싯돌(불꽃만 일어난다)

20대: 성냥불(확 붙었다가 금세 꺼진다)

30대: 장작불(강한 화력에다 새벽까지 활활 타오른다)

40대: 연탄불(겉으로 보면 그저 그래도 은은한 화력을 자랑한다)

50대: 화롯불(꺼졌나 하고 자세히 뒤져보면 아직 살아 있다)

60대: 담뱃불(힘껏 빨아야 불이 붙는다)

70대: 반딧불(불도 아닌 게 불인 척한다)

80대: 도깨비불(불이라고 우기지만 본 넘이 없다)

3

토끼와 곰의 소원

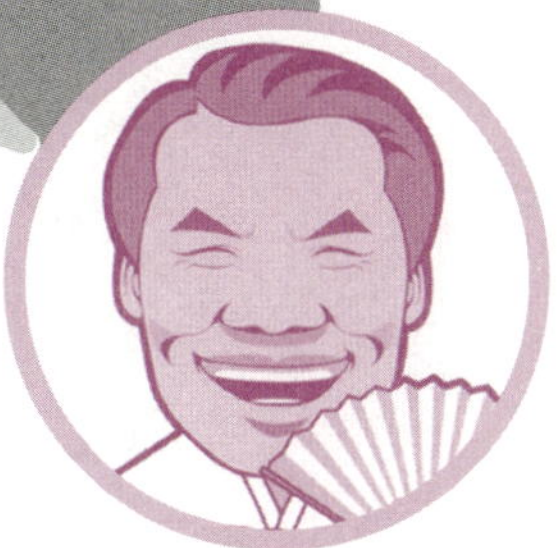

토끼와 곰의 소원

아주 먼~ 옛날에 숲 속에 소원을 들어주는 신령이 살고 있었다.
토끼와 곰은 신령에게 소원을 빌기 위해서 그를 찾아갔다.

신령: 그래~너희들의 소원은 무엇이냐? 딱 3가지만 말해보아라!
　　　 우선 첫 번째 소원이 무엇이냐?
곰: 이 마을의 모든 곰들을 암컷으로 만들어 주세요!
토끼: 성능이 좋은 오토바이 한대만 주세요.
신령: 오냐 들어주마!!! 그럼 두 번째 소원은 무엇이냐?
곰: 이 숲의 모든 곰들을 암컷으로 만들어 주세요!
토끼: 단단한 헬멧 하나만 주세요.
신령: 그것도 들어주지! 자! 그럼 마지막 세 번째 소원은 무엇이냐?
곰: 이 세상의 모든 곰들을 암컷으로 만들어 주세요! 그러자

–토끼가 오토바이를 땡기며 헬멧을 쓰고는 씨~익 웃으며 말했다.

.

.

.

토끼: 저 ㅅ ㅣ ㅋ ㅣ, 호모로 만들어 주세요.

할머니의 항변

주일에 목사가 열심히 설교를 하고 있는데 청년 하나가 꾸벅꾸벅 졸고 있었다.

순간적으로 짜증이 난 목사, 버럭 화를 내며 청년 옆에서 열심히 설교를 듣고 있던 할머니에게 말했다.

"아, 할머니, 자고 있는 그 청년 좀 깨우세요."

-그러자 애꿎게 야단맞았다고 생각한 할머니가 낮은 소리로 중얼거렸다.

"재우긴 자기가 재워놓고, 왜 날 보고 깨우라 난리여!"

아버지의 헛소리

어떤 사람이 임종 직전에 이렇게 말했다.

"여보, 죽기 전에 말해 둘 것이 있소. 양복점 주인 긴즈버그는 나에게 2백 달러를 빚졌고, 푸줏간 주인 모리스는 50달러를 빚졌고, 이웃집 클레인은 내게 3백 달러의 빚이 있소,"

그의 아내는 자식들에게 고개를 돌리고 말했다.

"자, 보거라. 너희 아버지는 얼마나 놀라운 양반이냐, 죽어가면서까지 누구에게 얼마를 받아야 하는지 기억할 수 있으니 말이다."

그는 계속해서 말했다.

"그리고 여보, 지주에게 1백 달러를 갚아야 한다는 사실도 알고 있기 바라오."

그 말에 아내가 소리쳤다.

"오오! 너희 아버지가 드디어 헛소리를 시작하시는구나."

사오정의 면접시험

사오정과 손오공이 면접시험을 보게 되었다.

사오정이 손오공에게 말했다.

"내가 귀가 어두워서 걱정이다"

손오공: "걱정 말아라, 내가 먼저 들어가서 면접한 내용을 적어 줄
테니 그대로 답해라."

손오공이 면접하게 되었다.

면접관: "축구선수 누구를 좋아하니?"

손오공: "전에는 차범근이고, 지금은 박지성입니다."

면접관: "산업혁명은 언제 일어났소?"

손오공: "18세기 말입니다"

면접관: "UFO가 있다고 생각하는가?"

손오공: "남들은 그렇게 말하는데, 저는 확실한 증거가 없어서 믿
을 수 없습니다."

손오공은 그 자리에서 합격이 되었다.

손오공이 그 질문과 답을 종이에 적어 사오정에게 주었다.

그런데 공교롭게 면접관이 바뀌었다.

면접관: "너의 이름은?"

사오정: "전에는 차범근이고, 지금은 박지성입니다."

면접관: "너 몇 살이니?"

사오정: "18세기 말입니다"

면접관은 하도 어이가 없어!

"너 바보지?"라고 물었다.

사오정: "남들은 그렇게 말하는데 저는 확실한 증거가 없어서 믿

을 수 없습니다."

은행직원의 부인

어떤 부인이 은행 출납계에 가서 수표를 바꿔 달라고 했다.

은행 직원이 부인에게 수표 뒷면에 성함과 전화번호를 적어달라고 하자,

부인은, "수표 발행자가 바로 이 은행의 지점장인 제 남편이란 말예요." 라며 당당하게 말했다.

직원이 다시 "그렇지만, 수표 뒷면에 신분 확인을 하셔야만 은행에서 이 수표를 누가 현금으로 바꿔 갔는지 알게 됩니다." 라고 설명을 하자,

부인은 그제서야 알아들었다는 듯 고개를 끄덕이며, 수표 뒷면에다 다음과 같이 적었다.

"여보, 저에요."

고해성사

어떤 중년 부인이 고해성사를 했다.

"신부님, 저는 하루에도 몇 번이나 거울을 보면서, 제가 너무 아름답다고 뽐냈습니다. 저의 교만한 죄를 용서해 주십시오."

이 고백을 들은 신부가 칸막이 커튼을 조금 들어 올려, 그녀를 힐끗 쳐다보고서는 이렇게 대답해 주었다.

"자매님, 안심하세요. 그것은 죄가 아니고 착각입니다. 평안히 돌아가십시오."

왕진

하루 종일 늦게까지 환자들에게 시달린 의사에게 오밤중에, 전화가 걸려와 부인이 위독하니 왕진을 와달라는 내용이다. 곤하게 잠들어 있던 의사는 부랴부랴 청진기와 응급 치료기구를 가방에 넣어 가지고, 환자 집으로 달려갔다.

환자가 누워있는 방에 들어선 지 얼마 안 돼, 다시 나오더니 남편에게 나사를 푸는 드라이버를 갖고 오란다.

남편: "왜 그러세요. 선생님?"
의사는 대답도 하지 않고 다시 방으로 들어가 버렸다.
남편이 드라이버를 가지고 오니까, 이번에는 펜치하고 끌하고 망치를 갖고 오란다.
남편: "선생님, 도대체 집사람이 어찌 된 일입니까?"
의사: "당신 부인이 어떻게 되었는지는 아직 몰라요.
　　　이 왕진 가방이 열리지 않는단 말입니다."

남자의 젖은 왜 거기에?

한 부유한 국회의원이 중요한 안건을 의결하는 날, 하필이면 자동차가 고장이 났다.

회의 장소에 제 시간에 들어가지 못해 원내의 총무에게 싫은 소리를 듣게 되었고, 고급 레스토랑에서 식사하기로 한 아내와의 약속도 어기게 되었다. 그는 하루 종일 차 때문에 골머리를 앓았다.

그래서 이번에는 정말 믿을만한 차를 구하려고, 서울에서 제일 좋고 비싼 차를 사기 위해 딜러를 찾았다.

판매원에게 사정을 이야기 했더니, 값은 벤츠나 BMW의 3,4배는 되지만 페라리를 사라고 권했다. 페라리 데모차를 보여 주기에 뒤 트렁크를 열어 봤더니 스페어 타이어와 수리공구가 놓여 있는 것이 보였다.

고객: "아니, 이게 뭐죠? 아까 당신이 이 차는 절대적으로 믿을만한 차라고 하지 않았소? 그런 차에 왜 스페어 타이어하고 공구가 필요하단 말이오?"

딜러: "모든 새 차에는 만일을 대비해서 세트로 끼여 옵니다."

고객: "만일이라니요... 그럼 내가 이 차에 대해 절대적으로 어떻게 신뢰할 수 있겠소?"

딜러: "남자들 웃통에 있는 젖은 절대적으로 필요없어도 꼭 끼여 오지요!"

개구쟁이

교회학교에 다니는 개구쟁이 두 아이가 있었다. 두 친구는 어찌나 장난이 심한지 교회학교 교사들이 두 손, 두 발 다 든 상태였다.

여자 아이들의 신발을 바꿔놓거나 감춰놓는 것은 기본이었고, 기름을 바닥에 부어 여선생님이 미끄러져서 벌렁 나자빠지면 깔깔대고 웃어대질 않나, 반 친구의 가방 속에 지렁이, 바퀴벌레를 감춰놓질 않나, 아무튼 두 아이의 장난은 이루 다 헤아릴 수 없을 정도였다.

주위에서 두 아이를 바로 잡기 위해 애를 써 보았으나 아무 소용이 없었다.

어느 날, 두 아이를 맡고 있던 교회학교 교사는 이제 마지막 방법이라고 생각하고 아이들을 데리고 엄하기로 소문난 목사를 찾아 갔다. 목사는 낮은 목소리로 두 아이들에게 조용히 물었다.

"얘들아, 너희는 하나님이 어디 계신지 아니?"

아이들은 입을 꼭 봉한 채 한 마디 대답도 하지 않았다. 목사가 좀 더 큰 목소리로 물었다.

"너희들, 하나님이 어디 계신지 아니?"

그런데 갑자기 한 녀석이 벌떡 일어나서 후닥닥 밖으로 튀어 나가는 것이 아닌가! 잠시 후에, 다른 한 녀석도 뒤쫓아 따라 나가버렸다.

개구쟁이 두 녀석은 있는 힘을 다해 동네 뒷산까지 도망갔다.

"큰일 났어, 하나님도 없어졌다니… 목사님은 우리가 하나님을 숨겨 놓은 줄 아시나봐!"

학생들의 싸움을 보고 있던 교수들의 반응

경영학과 교수: "싸우면 손해다."

의류환경학과 교수: "옷 찢어질라."

아동학과 교수: "애들이 배울라~"

신방과 교수: "남들이 보고 있다는 거 모르나?"

신학과 교수: "회개기도 합시다, 아버지"

경제학과 교수: "돈 안 되는 녀석들"

식품영양학과 교수: "도대체 저것들은 뭘 먹었기에, 영양가 없이 저 난리야?"

미생물학과 교수: "저런 썩을 놈들……."

사진학과 교수: "니들 다 찍혔어 이 녀석들아"

법학과 교수: "너희들 다 구속감이다!"

향수병

오랫동안 집을 떠나 타지에서 근무하던 남자가 있었다. 어느 날, 문득 아내가 그리워졌다.

그날 저녁에, 남자는 근처에 있는 홍등가를 찾아 주인 여자에게 20만 원을 쥐어주며 말했다.

이 집에서 제일 못 생긴 아가씨 한 명만 부탁해요.”

그러자 주인 여자는 의아해하며 말했다.

“손님, 이 돈이면 제일 예쁜 아가씨를 부를 수 있는데요?”

남자가 대답했다.

“아줌마, 나는 색골이 아니오.

단지 마누라가 그리워졌을 뿐이오.”

공중에 뜬 만원

세 명의 친구들이 사업차 서울에서 부산으로 내려가게 되었다.

웬만한 호텔은 초만원이라 좀 괜찮은 곳을 찾아 갔더니 숙박료가 하루에 10만원이라고 했다. 셋이서 한 방을 쓰기로 하고 안내 데스크에 30만원을 지불했다.

매니저는 세 사람이 한방을 쓰니까 5만원을 할인해 주기로 하고, 받은 돈 중에서 5만 원을 종업원에게 주며 그 손님들에게 전해 주라고 했다. 그런데 그 종업원이 5만 원을 받고는 욕심이 생겨 2만 원을 슬쩍 주머니에 챙기고 세 사람에게 만 원씩만 돌려주었다.

그리고 혼자서 계산해보기 시작했다.

한 사람이 만원씩 돌려받았으니까 한 사람이 9만원씩 낸 셈이고 그러니까,

90,000 × 3 = 270,000원

자기가 2만원을 꿀꺽 했으니까 20,000 원

....

합계: 290,000 원

"분명히 세 사람이 낸 돈은 30만 원이었는데, 그럼 만 원은 어디
로 갔을까? 참 이상하네!"

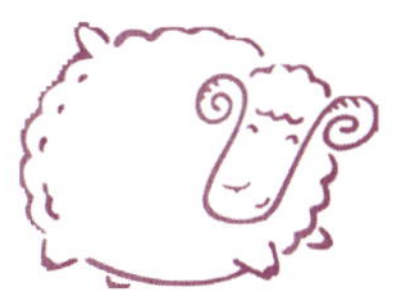

머릿속 좀 채워요

아들 용석이가 학교에 가야 할 텐데 제 방에서 나오지를 않는다.

엄마: "용석아, 밥 먹고 학교 가야지!"
용석: "싫어, 배 아파서 밥 먹고 싶지 않단 말야."
엄마: "그것 봐, 밥을 안 먹으니까 배가 아프지. 뱃속이 텅 비면 배
　　　가 아파지는 법이야. 뱃속에 무엇을 좀 채워야지 배가 안
　　　아프지!"

그날 오후에, 목사의 심방이 있었다. 심방 예배를 본 다음에 다과
를 나누며 이 얘기 저 얘기 하다가 목사가 머리가 아프다고 하니까,

용석: "그것 봐요, 목사님. 머릿속을 안 채우시니까 머리가 아픈
　　　거예요. 머리가 텅 비면 머리가 아파지는 법이예요. 머릿속
　　　에 무엇을 좀 채워야지 머리가 안 아파요!"

단점

정치가 초년생인 김동선이란 사람이 있었다. 그가 시장 선거에 출마하였으나, 낙선해 호구지책으로 취직을 하였다. 괜찮은 회사의 구인 광고를 보고 동선은 입사 신청서를 제출했다.

면접시간이 되어 인사과장을 만나게 되었다.

과장: "본인은 무슨 장점이 있다고 생각하십니까?"

동선: "솔직히 말해서 나는 장점도 있고 단점도 있는 사람이요."

과장: "장점은 무엇입니까?"

동선: "난 세상의 어느 누구 보다도 업무 처리에 능한 사람입니다. 외국의 대기업에서도 와서 일을 해 달라고도 하지만 이 회사의 업적을 2~3개월 이내에 두 배 이상으로 올려주기 위해 이 회사를 지원했소."

과장: "그럼, 단점은요?"

동선: "아, 단점 말입니까? 그건 단 한가지인데요. 제가 가끔 허풍을 떤다는 거지요."

흥정 잘 하는 환자

서울에서 가장 유명하다는 한 병원에 환자가 찾아왔다. 의사가 진찰하기 시작하면서 이 병원의 첫 번 진찰비는 100만원이라고 하니까 환자가 우는 소리를 한다.

그럼, 특별히 50만원에 해 주겠다니까, 노부모를 자기가 부양하고 있는데 좀 잘 보아달라고 애원했다. 마음 착한 의사가 25만원에 해 줄 터이니 아무에게도 말이 새 나가지 않도록 해 달라고 했다.

그래도 이 환자는 노부모 뿐 만아니라 한창 돈이 많이 들어가는 애들이 여섯이나 있다고 울었다. 의사는 그가 없는 살림살이에 노부모 모시랴, 여섯이나 되는 자식들 키우랴, 오죽 힘들었으면 이럴까 싶었다.

의사: "그럼, 나에게 만원만 주고, 접수창구 직원에게는 이 사실을 말하지 말고 나에게 직접 지불했다고만 해요. 그런데 우리 병원이 서울에서 제일 비싸다는 소문은 당신도 알고 있었을 거요. 그런데 왜 하필 여기에 오셨소?"

환자: "아, 정말로 병을 잘 고치신다면야 돈이 아깝겠습니까?"

유부녀들의 수다

은미와 항상 볼링을 같이 치러 다니는 친구 은경이가 있었다.

은경이가 유심히 보니, 은미가 어떤 날은 왼손으로, 어떤 날은 오른손으로 치는 것이었다.

그래서 하도 이상해서 물어봤다.

"애, 넌 왜 오른손, 왼손 바꿔가며 치니?"

"어, 아침에 일어나 남편 아랫도리를 봐서 왼쪽으로 누워 있으면 왼쪽으로 치고, 오른쪽으로 누워 있으면 오른손으로 쳐. 그럼, 잘 쳐지더라."

"그럼, 서 있는 날은 어떻게 쳐?"

"어머, 애 미쳤니? 그 날은 볼링을 못 치는 거지…"

장돌뱅이의 임종

평생을 남대문 시장에서 하루도 쉬지 않고 장사를 해 온 장사꾼
이 있었다. 그의 온 식구가 매달려 중고품 장사를 해서 돈을 모은
덕에 이제는 밥술께나 뜨게 되었고, 강남의 알아주는 아파트도 장
만할 수 있었다. 그런데 그가 임종을 맞이하게 되어 온 식구가 병실
에 둘러 서 있었다. 눈도 잘 보이지 않아 병실 안에 누가 와 있는지
도 알지 못했다.

"큰 애는 와 있니?"

"예, 아버지. 저희들을 이렇게 잘 키우시느라 애 많이 쓰셨어요.
뒷걱정은 마시고 편히 쉬세요!"

"둘째, 셋째는 다 와 있는 거냐?"

"다 여기에, 있어요."

"여보, 당신 나한테 시집와서 고생 많이 했소."

"고생은요, 뭐. 이렇게 자식들 다 잘 자라고, 살림살이도 피었는
데 그게 다 당신 덕이죠."

그런데, 그가 갑자기 벌떡 일어나더니 고래고래 소리를 쳤다.

"아니, 모두 다 여기에 와 있으면 가게는 도대체 누가 본단 말이
냐?"

황당한 남자

호텔이라고는 처음으로 간 신혼 부부가 첫날밤을 치르고, 체크
아웃을 하려고 프런트로 내려갔다.

남자가 호텔 직원에게 물었다.
"사용료가 얼마입니까?"
"객실 사용료는 1회 7만 원입니다."
신랑은 그만 입이 딱 벌어져 한참 동안 서 있다가
제정신이 든 듯 지갑을 열며 투덜거렸다.
"젠장, 무지막지하게 비싼 방이로군…
여기 있어요. 70만 원…"

쇼 입장권

신혼부부 신접살림 집의 우편함에 봉투 한 장이 들어있었다.

봉투 뒷면에 '누가 보냈나, 알아 맞춰봐!' 라고만 쓰여 있었다. 뜯어보았더니, 세종문화회관에서 공연 중인 세계 유명 예술인들의 쇼 입장권 두 장이 들어 있었다.

'이것은 틀림없이 결혼식 때 참석 못하고 선물을 못 보낸 친구가 미안해서 보낸 것이로구나' 생각하고, 하여간 그 공연을 보러갔다. 쇼를 구경하면서도 도대체 누가 보낸 것일까 궁금했다.

집에 돌아와 보니까, 새로 장만한 TV, 장롱, 소파, 오디오 등 값나가는 가구와 귀중품이 모두 없어졌다. 부엌에 들어가 보았더니 부엌살림도 값비싼 것은 하나도 남아있지 않았다.

식탁 위에 쪽지가 한 장 놓여 있어 펴 보니까,

"이젠 알겠지? 누가 입장권을 보냈는지."

후회막심

홀로 된 노부인이 살고 있었다. 그녀는 수컷 고양이 한 마리를 기르고 있었는데 한창 때, 암내 나는 암고양이를 쫓아다니게 되었다.

그것을 지켜보던 노부인은 암고양이만을 좇아 다니는 자신의 고양이가 미워서 수의사에게 데리고 가 정소제거 수술을 하기에 이르렀다.

어느 날, 고양이의 털을 손질하고 있던 노부인 앞에 갑자기 뽀얗게 연기가 나더니 요정이 나타났다.

요정: "소원 세 가지를 말씀하시면 다 이루어 드리겠습니다."
부인: "저의 세 가지 소원은요.

첫째 부자가 되는 거구요,

둘째는 또 한 번 이팔청춘의 젊음을 되찾고 싶고요,

셋째는 이 고양이가 멋진 왕자님으로 변했으면 좋겠어요."

그 말을 마치자마자 다시 한 번 뽀얀 연기가 끼더니 요정은 온 데 간 데 없어졌다. 노부인이 주위를 둘러보니 집과 가구와 입은 옷이 화려하게 변해 있었고, 부인의 모습도 매우 아름다운 젊은 여인으

로 변해 있었다. 뿐만 아니라 매력적인 왕자가 팔짱을 끼고 서 있는
것이 아닌가!

너무도 놀랍고 행복해서 왕자의 품에 안기자 왕자는 다음과 같이
부드럽게 속삭였다.

왕자: "부인, 부인은 아마도 지난번에 나를 수의과 의사에게 데리
고 간 것을 몹시 후회할 거요."

째째한 남편

남편이 헐레벌떡거리며 집으로 들어섰다.
부인이 이상해서 이유를 물었다.

부인: "무슨 일이에요?"
남편: "기가 막히게 좋은 아이디어가 떠올랐어. 글쎄, 버스 뒤를
　　　따라서 집에까지 뛰어왔더니, 운동도 되고 차비 9백 원도
　　　굳으니 일석이조란 말이야."

남편의 말을 들은 부인이 인상을 찡그리고 고개를 설레설레 좌우
로 저으면서 하는 말,

부인: "당신은 그 정도 생각밖에 못해. 왜 그리 째째하게 생각하나
　　　구? 아, 이왕이면 택시 뒤를 쫓아 뛰어 왔으면 만원은 굳었
　　　을 게 아니유?"

이발소에 몰려든 국회의원들

어느 날 꽃장수가 이발소에 왔다.

그는 이발을 하고나서 요금이 얼마냐고 물었다.

이발사는 이번 주는 마을을 위해 자선봉사를 하고 있어, 돈을 안 받겠다고 하였다.

꽃장수는 즐거운 마음으로 이발소를 나왔다.

다음 날 아침, 이발사가 이발소로 출근을 하니 꽃다발과 감사 카드가 꽂혀 있었다.

그날 오후에, 경찰관이 이발소로 왔다.

이발사는 정성을 다해서 경찰관의 머리를 다듬어 주었다.

그는 요금이 얼마냐고 물었다.

이발사는 그에게 마을을 위해 자선봉사를 하고 있어서 돈을 안 받겠다고 하였다.

경찰관은 즐거운 마음으로 이발소를 떠났다.

다음 날 아침, 이발사가 이발소로 출근을 하니 도너츠 한판과 감사 카드가 꽂혀 있었다.

잠시 후에 손님으로 국회의원이 왔다.

그는 요금이 얼마냐고 물었다.

이발사는 그에게 마을을 위해 자선봉사를 하고 있어서, 돈을 안 받겠다고 하였다.

국회의원은 즐거운 마음으로 이발소를 떠났다.

다음 날 아침, 이발사가 출근하니 12명의 국회의원이 이발소에서 그를 기다리고 있었다. 국회의원들은 무료 이발을 하기 위해 줄을 서 기다리고 있는 것이었다.

황당한 여자

어떤 남자가 달콤한 말로 아가씨를 유혹해서 호텔 방으로 데리고
갔다.

그는 사실을 고백하지 않으면 두고두고 양심의 가책을 받을 것
같아 머뭇거리면서 말을 꺼냈다.
'사실은 나 말이야! …'
'사실은 뭐요?'
'사실은 나 유부남이야…'
그러자 아가씨가 안도의 한숨을 내쉬며 말했다.
'뭐예요, 난 또 호텔비가 없다는 줄 알고 깜짝 놀랐잖아요!'

제한 속도

교통경찰이 고속도로에서 너무 천천히 달리고 있는 자동차를 발견하고 단속하기 위해 차를 세웠다.

여자 운전수였다. 경찰은 차를 세워 그 운전수에게 '제한 속도를 넘어 과속으로 달리는 것도 위험하지만 또 이렇게 너무 천천히 운전하는 것도 위험한 것'이라고 타일렀다.

운전수: "도로변에 [25]라고 써 있어서 25킬로미터로 운전하고 있었죠."

경찰관: "그것은 국도 번호예요. 이 도로의 제한 속도는 90입니다."

운전수: "네 잘 알았습니다."

경찰관: "잠깐만, 부인. 같이 타고 있는 분들의 얼굴이 모두 창백하고 무척 놀랜 모습인데 괜찮습니까?"

운전수: "네, 이젠 괜찮을 거예요. 이 도로로 들어서기 전에 [140] 번 국도를 달리고 있었거든요!"

풍자

강남의 한 호텔 사무실의 룸서비스 전화벨이 울렸다.

담당자가 자리에 없어 지배인이 수화기를 들었다.

"예, 룸서비스입니다. 몇 호 세요?"

"808호인데요, 아침 식사 룸서비스를 부탁하려고요. 오렌지 주스는 좀 씁쓰레하게 해주고, 토스트 빵은 시커멓게 태워주고 달걀은 어제 부쳐 놓았던 것으로 해 주세요. 아, 또 하나 커피는 다 식은 것으로 보내 주세요."

"손님, 그 주문은 좀 곤란한데요."

"아니, 왜요? 어려운 주문이 아닐텐데요.

어제 아침 식사도 그랬잖아요!"

뇌물

재판을 사흘 앞으로 앞 둔 한 의뢰인이 있었다.

그는 포장마차에서 친구와 함께 술을 한 잔 나누면서 사흘 뒤로 다가온 재판이 걱정된다며 한숨을 내쉬었다.

그의 이야기를 듣던 친구가 좋은 생각이 떠올랐는지 씨암탉 두서너 마리를 재판장의 집에 보내보라고 했다.

그가 친구의 의견을 변호사에게 말했더니 펄쩍 뛰었다.

변호사: "그렇지 않아도 당신의 논거가 빈약한데 판사의 심기를 상하게 하려고 그럽니까?"

얼마 후에, 재판은 승소로 끝났고 의뢰인은 변호사에게 한 턱 쏘기 위해 저녁 식사에 그를 초대했다.

변호사: "솔직히 말해서 우리가 승소하리라고는 예상치 못했소."

의뢰인: "씨암탉 두서너 마리의 효험을 제대로 봤죠. 뭐."

변호사: "아니, 내가 그렇게 말렸는데 정말 씨암탉을 재판장의 집에 보냈단 말이오?"

의뢰인: "네, 정말 보냈어요. 보낸 사람 이름을 상대방의 이름으로 해서 말입니다."

코끼리 흥행상

인도의 코끼리 흥행상이 큰 코끼리 한 마리를 길 한 가운데 세워 놓고 누구든지 이 코끼리를 한 번에 네 발이 다 땅에서 떨어지게 하는 사람에게는 포상금을 주겠다고 했다. 그는 참가비도 받겠다고 했다. 많은 사람이 시도해 보았으나 번번이 실패했다.

하루해가 넘어갈 즈음이었다. 터번을 두른 한 노인이 나오더니 자기가 성공시켜 보겠노라고 하며 못이 수 없이 많이 솟아난 널빤지를 놓고 그 위에 코끼리를 올려 보냈다. 코끼리는 길길이 날뛰었다. 흥행상은 노인의 지혜 앞에 어쩔 수 없이 포상금을 줄 수 밖에 없었다.

며칠 후에, 그 흥행상이 이번에는 코끼리가 머리를 가로 젓기 하면 만원을 주겠다고 했다. 코끼리는 머리를 아래 위로는 저어도 좌우로는 젓지 않는다. 그리고 수많은 사람들이 시도해 보았으나 다 실패했다.

아뿔싸! 또 그 못이 박힌 판으로 만원의 상금을 탄 영감이 나타났다.

영감: "코끼리야, 너 나를 기억하니?"

코끼리: "그럼, 기억하구 말고. 아직도 발바닥이 아파 죽겠는 걸."

영감: "지난번처럼 또 혼내주랴?"

코끼리가 머리를 가로 절레절레 흔들었다.

황당한 부부

어떤 가족이 모처럼 여행을 떠나기로 하였다.

승용차를 몰고 고속도로를 달리는데 경찰이 차를 세웠다.

운전자가 경찰에게 물었다.

"제가 무슨 잘못이라도 했나요?"

경찰이 웃음을 띠며 말했다.

"아닙니다. 선생님께서 안전하게 운전을 하셔서 이 달의 안전 운전자로 선택되셨습니다. 축하합니다."

운전자는 자신을 잡으러 온 줄로 생각했다가 어안이 방방하였다.

경찰이 그에게 물었다.

"상금이 500만 원인데 어디에 쓰실 생각이십니까?"

"그래요? 감사합니다. 우선, 운전면허를 따는데 쓰겠습니다."

그러자 옆자리에 앉아 있던 그의 아내가 황급히 말을 잘랐다.

"아, 신경 쓰지 마세요. 저희 남편이 술 마시면 농담을 잘 해서요."

어떤 대답

어제 저녁, 한 남자에게 모르는 사람의 전화가 걸려왔다.

남자: 여보세요?

발신자: 거기 윤정이네 집 아니에요?

남자: 그런 사람 없거든요. 전화 몇 번에 거셨죠?

발신자: 한번에요.

자수성가

영남이가 사랑방에 가 보았더니 아버지하고 자수성가했다는 아
버지의 친구가 앉아 있었다. 영남이가 그 친구 분의 얼굴을 뚫어지
게 바라보고 있으니까 아버지 친구가 입을 열었다.

"무엇을 그리 유심히 살피느냐?"

"아저씨는 자수성가하셨다지요?"

"그래, 사람들이 흔히 그렇게 말들 하지."

"자수성가가 무슨 뜻이예요?"

"자수성가란 '스스로의 손으로 몸을 일으킨다.' 는 의미다."

"그렇게 비슷하게 알고 있었거든요. 그래서 아저씨를 잘 살펴보
고 있었던 거예요.

이왕, 아저씨 손으로 몸을 세우실 바에는 좀 훤칠하고 희끄무레
하게 세우시지, 왜 그렇게 작달막하고 거무스레하게 세웠나 하고
요."

입이 거칠은 앵무새

홀몸이 된 과부가 무료함을 달래려고 생각한 끝에 말벗이라도 삼을 수 있는 앵무새를 사러 애완동물가게에 갔다.

가게 주인은 자신의 가게에 앵무새 한 마리가 있긴 한데, 입이 좀 거칠어서 안 팔리는 새라고 했다.

부인: "그럼, 좀 싸게 해주세요. 입이 거칠면 버릇을 가르쳐서 기르지요, 뭐."

부인은 입이 거칠은 앵무새를 싸게 사가지고 와서 안방에다 놓아두었다. 잠 잘 시간이 되어 부인이 잠옷으로 갈아입자, 이것을 본 앵무새가 드디어 입을 열었다.

앵무새: "까욱, 어유 저 미끈한 다리 좀 봐!"

부인은, '음, 과연 입이 거칠은 새로구나!' 하고는 처음부터 버릇을 가르치기 위해 3분 동안 냉장고에 가두었다. 이튿날 밤, 또 잠옷을 갈아입는데 그 앵무새가 가만히 있을 리 없었다.

앵무새: "까욱, 어유 저 통통한 젖가슴 좀 봐!"

부인은 화가 나서 '음, 이 앵무새 버릇 좀 톡톡히 고쳐야 겠다.'
하고 이번에는 냉동고에 3분 동안 가두었다. 3분이 지나자 반은 얼
어 죽을 뻔한 새를 꺼내 주었다.

부인: "이젠 알겠지? 또 한 번만 거친 입질을 하면 영영 냉동고에
　　　서 나오지 못하게 될 거야!"
앵무새: "까욱, 네, 네. 이젠 안 그럴게요. 헌데 질문이 하나 있어
　　　요."
부인: "뭔지 말해 봐."
앵무새: "까욱, 냉동고 속에 나하고 같이 있던 칠면조는 나보다 더
　　　입이 거칠었나 보죠? 아주 털까지 뽑아 놓으셨던데요."

서울 구경

시골에서 서울 구경을 하러 올라온 할아버지와 할머니가 아주 짧은 미니스커트 차림의 처녀를 보고는 그만 입이 딱 벌어졌다.

이를 본 할머니가 놀라면서 한마디 했다.
"나 같으면 저런 꼴 하고는 밖에 나오지 않겠구먼!"
그러자 할아버지가 대답했다.
"임자가 저 정도면, 나 역시 밖으로 나오지 않고 집에만 있겠구먼…"

경상도 할머니

어느 경상도 할머니가 서울 사는 딸네 집에 와서 2주일째 지내고 있었다.

할머니가 외출하는데, 동네 처녀가 할머니를 알아보고 반갑게 인사한다.

"할머니! 어디 가시나요?"

할머니가 처녀의 말을 잘못 알아듣고 화를 버럭 내신다.

"와? 나 대구 가시나다! 왜?"

인생의 대선배

한창 젊은 나이의 청년이 한강 둑에서 낚시질을 하고 있었다.

고급차로 그 옆을 지나가던 점잖고 부유한 노신사가 그 청년에게
한 마디 했다.

신사: "청년, 자네같이 젊고 젊은 나이에 여기 앉아, 그 아까운 인
　　　생을 허송세월하고 있나?"

청년: "그럼 나더러 무엇을 하라는 말씀이십니까?"

신사: "우선 대학에 가서 학위를 받고 열심히 공부해서 고등고시
　　　에 합격하고 큰 벼슬을 한다던가, 아니면 큰 기업에 들어가
　　　밑바닥부터 시작해서 최대한의 노력을 다하면 그 회사의 최
　　　고 간부 진영에 오를게 아닌가?"

청년: "그 다음에는 무엇을 할까요?"

신사: "부와 존귀를 얻은 다음에 유유자적하게 쾌청한 하늘 아래
　　　서 강가에 앉아 낚시를 즐겨야지!"

청년: "그럼 내가 인생의 대 선배가 되는 셈이네요! 나는 벌써 유
　　　유자적하게 낚시를 즐기고 있으니까요!"

셈이 질긴 친구

경석이라는 사람이 셈 질긴 친구(갚을 돈을 제때 갚지 않는 친구)와 함께 서울에서 인천으로 가는 막차를 탔다. 차 안에는 늦은 시간이라 승객이 드문드문 앉아 있었다. 버스가 출발한 지 얼마 안 되어서 차 안에 복면을 한 강도 두 사람이 나타났다.

강도: "꼼짝 말고 앉아있어! 목숨이 아깝거든 모든 귀중품과 지갑을 내놔!"

이때, 그 친구가 지갑에서 돈 5만원을 꺼내 경석에게 넘겨주면서,

친구: "이제 갚겠네."

경석: "이게 무슨 돈인가?"

친구: "언젠가 내가 자네에게서 꾼 5만 원이야."

고민 상담

시집 간 딸이 친정에 와서 남편이 바람을 파운다고 아버지에게
하소연하였다.

"아버지, 송 서방을 어떻게 해야 돼요?"

잠자코 듣던 아버지가 조언했다.

"이 문제는 네 엄마에게 물어보는 게 더 나을 게다. 엄마가 잘 알
고 있거든…"

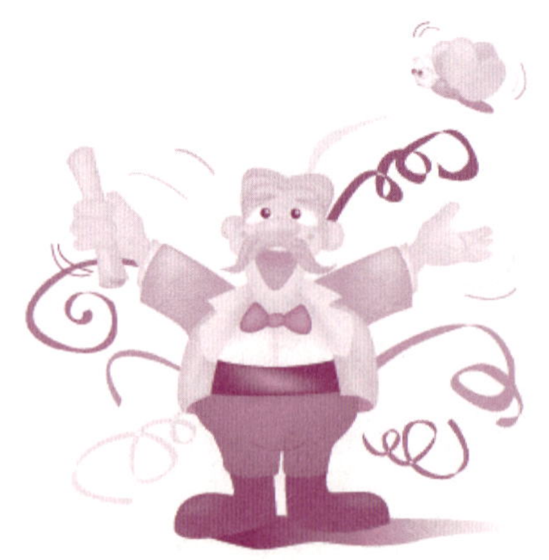

사람에게 있는 6가지 감옥

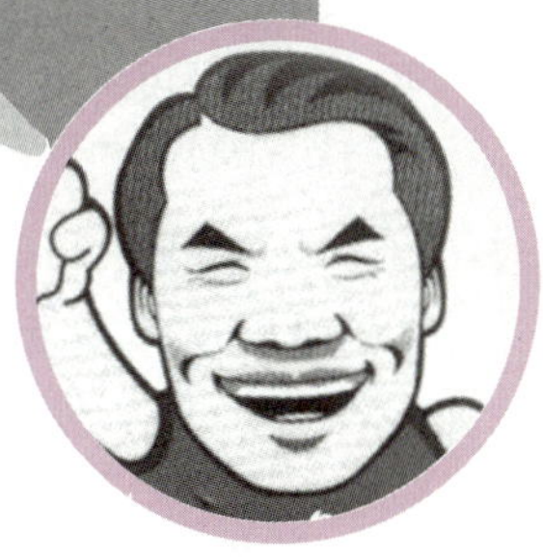

사람에게 있는 6가지 감옥

－어떤 심리학자의 말에 의하면 사람에게는 6 가지의 감옥이 있
다고 한다. 그런데 그 감옥에는 한번 들어가면 나오기가 힘들다.

첫째 감옥: "자기도취"의 감옥
여러분, 주변의 공주병, 왕자병에 걸리신 분을 한번 생각해 보세
요. 정말 못 말리겠지요?

둘째 감옥: "비판"의 감옥
이 감옥에 들어간 사람은 항상 다른 사람의 단점만 보고,
비판하기를 좋아합니다. 그러다보니 친구가 없습니다.

셋째 감옥: "절망"의 감옥
이상하게도 이 감옥에는 들어가지 않을 것 같은데도 의외로 들어
가는 사람들이 많습니다. 즉, 이들은 항상 세상을 부정적으로만 보
고, 불평하며 절망합니다.

넷째 감옥: "과거지향"의 감옥

옛날이 좋았다고 하면서, 현재를 낭비합니다. 사실, 생각해보면 현재가 더 좋은데 말이지요.

이렇게 과거에만 연연하다보니 현재를 제대로 발전시킬 수가 없지요.

다섯째 감옥: "선망"의 감옥

'남의 떡이 더 커 보인다.' 라는 속담도 있지요. 이 속담이 꼭 들어맞는 감옥입니다.

즉, 내 떡의 소중함을 모르고, 남의 떡만 크게 봅니다.

여섯째 감옥: "질투"의 감옥

남이 잘 되는 것 보면, 괜히 배가 아프고 자꾸 헐뜯고 싶어집니다.

왜 자꾸 줄입니까?

항상 같은 장소에서 구걸하던 거지가 어느 날, 지나가던 신사에게 물었다.

"선생님은 재작년까지 내게 늘 만원씩 주시지 않았습니까? 그런데 작년부터 오천 원으로 줄이더니 올해에는 또 천원으로 줄이셨습니다. 대체 어떤 이유이십니까?"

"전에야 내가 총각이었으니 여유가 있었지요. 하지만 작년에 결혼을 했고, 이제는 애까지 있으니..."

그러자 거지가 어이없다는 표정으로 말했다.

"아니, 그럼 내 돈으로 당신 가족을 부양한단 말입니까?"

일등 객석

개화기에 강 씨라는 사람이 있었다. 그는 마차로 여행할 때마다 값이 나가더라도 언제나 가장 좋은 자리만을 고집했다. 지금으로 치자면 일등객석이라고 할 수 있을까?

서울에서 강릉까지 기차도 자동차도 없을 그 시절, 그는 마차를 타고 가평을 지나 춘천까지 가고 있었다. 그런데 한참을 가다보니 이상하다는 생각이 들었다. 가만히 살펴보니까 이등석 손님이나 삼등석 손님이나 별다른 차이가 없는 것이다. 그는 곧바로 마부에게 항의했다.

강 씨: "이건, 뭐 이등 손님이나 삼등 손님이나 별 다를 바가 없지 않소?"

마부: "잠깐만 기다려 보세요! 강릉까지 가 보시면 알게 될 것입니다."

드디어 대관령 밑에까지 이르게 되었다. 마부는 마차를 멈추고 손님에게 하는 말,

마부: "일등석 손님은 그 자리에 앉아 계시고, 이등석 손님은 걸어서 고개를 넘으셔야 합니다. 그리고 삼등객은 내려서 마차 뒤를 밀어주세요!"

신부 선택

춘봉이가 태수에게 하소연하고 있다.

춘봉: "부모님 비위 맞추기가 참 힘들어. 아, 글쎄 내가 사귀는 여
　　　자마다 어머니 맘에 안 드니 난 결혼하긴 영 틀렸나봐.
　　　'그 여자는 너무 멍청해서 싫다, 독살스러워서 싫다, 암팡
　　　지게 보여서 싫다.'
　　　아, 이래서야 어디 장가들겠냐고?"
태수: "춘봉아, 좋은 생각이 있어. 이번에는 너의 어머니 같은 여
　　　자를 한번 사귀어 보는 거야!"
춘봉: "얘, 그것도 벌써 다 해 보았지. 그런 여자는 또 아버지가 반
　　　대하더라고!"

팔순옹(八旬翁)의 골프

어느 날, 팔순이 지난 두 김 씨와 이 씨 성을 가진 노인이 골프를
치러 갔다.

김 씨는 근력이 좋아 아직도 공은 잘 치지만 반면 시력이 감퇴되
어 공이 어디에 떨어지는지 감도 못 잡았다. 이 씨는 시력은 아직
전과 같으나 건망증이 심해 금방 보고 들은 일도 잊어버린다. 김 씨
가 힘껏 티 오프(tee off)를 했다. 그러나 공이 어디로 날아갔는지 몰
라 이 씨를 돌아다보며,

김 씨: "공이 어디에 떨어지는지 잘 보았어?"

이 씨: "아무렴 확실히 보았지!"

김 씨: "어디에 떨어졌어?"

이 씨: "글쎄, 보긴 보았는데 생각이 안 나는구먼."

아쉬운 청년

한 청년이 짝사랑하던 처녀의 옷을 벗기고 있었다.

그런데 마지막 것이 이상하게 벗겨지지 않았다.

땀을 뻘뻘 흘리며 벗기려고 안간힘을 쓰다 보니 … .

이것은 꿈이었다.

그러자 청년은 몹시 아쉬워하며 푸념했다.

'키스부터 먼저 할 걸…'

시집 식구

권태기에 접어든 부부가 차를 타고 가다가 서로 쓸데없는 말꼬리를 잡아 다투고 있었다.

차가 산중에 다다랐을 때, 시커먼 곰 한 마리가 눈에 띄었다.

남편: "당신하고 저 곰하고 인척간이지?"

부인: "맞아. 나하고 인척간이긴 하지만 친정 쪽으로는 아니고, 시집 쪽으로 친척이야. 내가 저 곰한테 시집을 왔으니 인척도 제일 가까운 인척이지!"

세대별 부부간 잠자리 유형(연령별)

20대 : 꼭 껴안고 자고

30대 : 서로 바라보고 옆으로 자고

40대 : 각자 천장을 보면서 누워 자고

50대 : 서로 등을 돌린 채 자고

60대 : 각자 딴방을 쓰면서 자고

70대 : 자기 배우자가 어디서 자는지 조차 알지도 못한다.

하하하…….

운동회

청명한 가을 하늘 아래, 종수네 학교 운동장에서는 백군과 청군 두 팀으로 나뉘어 불꽃 튀는 운동회가 열리고 있었다.

운동회가 거의 막 판에 접어들고 한 학생이 다른 학생을 업고 100미터를 달리는 경주가 시작되었다. 이 경기는 50미터 지점에서 업는 학생과 업히는 학생의 역할을 교대해서 달려야 하는 경기인데 한 번에 다섯 팀씩 출전해서 뛰는 경기로 청군에 속해 있는 종수는 평소 사이가 좋지 않던 영석이와 한 팀이 되어 뛰게 됐다.

다섯 팀 중에서 우선 영석이가 50미터 지점까지는 제일 먼저 도달했는데 종수가 후반 50미터에서 뒤져서 꼴찌를 했다. 청군 코치가 와서 종수와 영석이에게 왜 꼴찌를 했는지 이유를 묻자,

영석 : "종수는 입도 가볍지요, 머리는 텅 비어있지요, 허파 속엔 바람만 들어있지요, 모든 게 가볍고 비어 있어서 50미터 지점까지는 빨리 뛸 수 있었어요."

종수 : "저 녀석 간덩이가 부어있지요, 얼굴엔 무거운 철판을 깔았지요, 머릿속엔 돌덩이만 들어있지요, 모든 게 붓고 무거운 것만 들어있으니 무거워서 뛸 수가 있어야죠."

근친결혼

어느 갑부의 아들 선규가 아버지에게 영순이를 정말로 사랑하고 있으니까 결혼하고 싶다고 말했다.

그 말을 들은 아버지는 펄쩍 뛰었다.

아버지: "안 된다, 영순이는 절대 안 돼! 너도 이제 말귀를 알아 들을만한 나이가 되어서 일러두겠는데 영순이는 아버지가 젊었을 때 혈기로 바람을 피워서 생긴 너의 이복동생이란 말이야."

이 말을 들은 선규는 아예 밥 먹을 생각도 않고 제방에 틀어박혀 나오지도 않는다. 이를 본 어머니가 아들의 방에 들어가 까닭을 물어 봤다.

선규: "나도 남자인데, 아버지의 과거 비밀을 캐내는 게 떳떳하지는 못하다고 생각해요. 그런데 글쎄, 영순이가 아버지의 숨겨둔 딸이라 내 이복동생이 되기 때문에 우리의 결혼은 안 된다는 거예요."

엄마: "엄마도 아버지하고 결혼하기 전에는 아주 좋아했던 사람이
있었어. 그 사람이 너무 가난하고 대학도 못 나왔다고 너
의 외갓집에서 반대해서 반 강제적으로 너의 아버지와 결
혼했단다. 너는 그런 사람의 아들이기 때문에 영순이와 결
혼해도 근친결혼이 될 수 없으니 아무 염려하지 말아라."

엄마와 아들

공부를 정말 못하는 아들에게 화가 난 엄마가 꾸중을 했다.

"아니, 넌 누굴 닮아서 그렇게 공부를 못하니? 제발 책상에 앉아서 공부 좀 해라."

그러자 아들은 미안한 기색 없이 오히려 당당하게 말했다.

"엄마, 엄마는 에디슨도 몰라? 에디슨은 공부는 못했어도 훌륭한 발명가가 됐어! 공부가 전부는 아니잖아."

그러자 더 열 받은 엄마가 아들에게 소리쳤다.

"에디슨은 영어라도 잘 했잖아!"

구혼

민호가 공원 벤치에 앉아 영옥이에게 구혼하고 있었다.

민호: "영옥씨, 나와 인생을 함께 해 보지 않으시렵니까?"

영옥: "무슨 말을 하고 싶은데요?"

민호: "백년해로 해보지 않겠느냐고요?"

영옥: "그게 뭔데요?"

민호: "즉 같이 살아보지 않겠느냐고요?"

영옥: "지금, 이 세상에서 같이 살고 있지 않나요?"

민호: "이해 못하시는 것 같군요. 같은 밥을 먹어 보지 않겠느냐
고요?"

영옥: "나도 같은 쌀밥을 먹고 있어요."

민호: "다시 말해서, 우리 아이들의 엄마가 되어 달라 이런 말입니
다."

영옥: "아이들이 몇이나 되는데요?"

치과의사

한 사람이 치과에 갔다.

이 하나를 빼는데 치료비가 얼마냐고 물었다.

의사가 2만 원이라고 대답하자, 그 사람은 깜짝 놀라며 말했다.

'아니, 뽑는 데는 1분도 걸리지 않는데 왜 그렇게 비싸죠?'

그러자 의사가 대답했다.

'물론 환자 분이 원하시면 아주 천천히~ 천천히~ 뽑아드릴 수도

있습니다.'

고집이 세어 죽다

시골에 사는 친구가 부친상을 당해 문상을 갔다.

친구: "아버님이 왜 돌아 가셨나?"

상주: "고집이 세서 돌아 가셨다"

친구: "무슨 고집이 왜 그렇게 세었나?"

상주: "고향 집에 도착했을 때는 아버님이 아직 숨을 쉬고 있으시
길래, 아버님보고 숨 안 쉬면 죽습니다. 아버님 숨 쉬어야
돼요, 숨 안 쉬면 죽는다고 그렇게 당부를 드려도 그만 고
집이 세서 숨을 안 쉬고 돌아가셨습니다."

한 수 위야

오 과장은 주말에 낚싯대와 미끼, 바구니 등 낚시도구를 거창하게 꾸렸다.

아내에게는 밤 낚시를 간다고 핑계대고 나가서, 기껏 딴 짓만 하다가, 결국 집에 돌아갈 때가 되자 단골 횟집에 들렀다.

과장: "고등어 두서너 마리만 줘요. 오늘 잡은 것 같은 아주 싱싱한 놈으로. 이 바구니 속에 담아줘요. 너무 많이 넣어도 의심하거든."

점원: "연어도 두어 마리 사 가지고 가세요."

과장: "연어는 왜?"

점원: "아녜요. 다른 게 아니라 오늘 아침 일찍 사모님이 다녀가셨는데 과장님이 들러서 고등어를 사시거든 연어도 두어 마리 껴서 팔라고 하셨거든요. 사모님은 고등어 보다 연어를 더 좋아 하신다고 하던 걸요!"

효심

분명히 성적표가 나올 때가 된 것 같은데, 아들이 내놓지 않자 어머니가 물었다.

"왜 성적표를 보여주지 않니?"
"선생님의 가르침을 제대로 실천하느라고요."
"그게 무슨 소리냐?"
"선생님께서 오늘 그러셨거든요.
부모님께 걱정 끼쳐 드리는 일을 해서는 안 된다고요."

독립군의 아내

일제 말엽, 어느 독립군의 아내가 지방 도시에서 여관업을 하고 있었다.

하루는 경성(서울)에서 출장을 내려온 순사 두 사람이 이 여관에 들어왔다. 정복 차림의 두 순사는 여관 내부를 돌아보고서 주인에게 말했다.

"여관이 형편없군, 마치 돼지우리처럼 지저분한 여관인데."

"이런 돼지우리 같은 여관에서 하룻밤 자는데 숙박료는 얼마나 받는가?"

독립군의 아내는 미소를 지으며 상냥하게 말했다.

"돼지 한 마리 묵는데 5원입니다."

은혼식

동민과 은숙이 결혼한 지 25주년이 되는 은혼식 기념일이었다.
하객들이 모두 먹고 마시고 즐기는데 이 날의 주인공인 은숙이가
마당가에 나가서 울고 있는 게 아닌가. 은숙이의 어린 시절 단짝 친
구인 영옥이가 곁에 와서 위로했다.

영옥: "왜 그러니? 오늘은 너희들이 결혼한 지 25주년이 되는 은
혼식 아니니?"

은숙: "근데 너 생각나니? 우리가 결혼한 직후에, 내가 남편 동민
이를 죽여 버리고 싶다고 했잖아?"

영옥: "음, 기억나. 그때 내가 한사코 말렸지. 동민이를 죽이면 최
소 25년은 감방에서 살아야한다고.

은숙: "그래서 하는 말인데 차라리 그 때 그 일을 저질렀더라면 적
어도 오늘쯤은 출소해서 인생을 즐기고 있을 게 아니겠냐
고?"

의구심

신 박사는 하루 종일 환자들에게 시달렸다. 더군다나 오후 늦게 위급 환자의 수술을 시작해서 밤늦게 끝나 집에 돌아오니까 거의 자정 가까이 되었다.

아주 녹초가 되어, 저녁도 먹는 듯 마는 둥 자리에 누웠더니 금방 잠이 쏟아지려는데, 이 때 전화벨이 울렸다.

신 박사를 찾는 전화인데 전화를 받는 부인에게 신 박사는 '나 없다고 그래' 하는 손짓을 한다.

부인: "아직 안돌아 오셨는데요. 오후에 수술이 있다고 했으니까 아마 늦어지나 보죠."

여인: "돌아오시면 곧 전화 좀 해달라고 하세요. 저희 남편의 온 몸에 두드러기가 돋았는데 어떻게 해야 하는지 모르겠어요."

통화 내용을 듣게 된 남편이 부인을 향해 작은 목소리로 '베나드릴'을 복용하고 내일 다시 전화하라고 속삭인다. 이 목소리를 엿듣게 된 전화 속의 여인은 아마 의사 부인이 신 박사가 없는 틈을 타 바람이라도 피는가 해서,

여인: "지금 같이 계신 분도 의사인가 보죠?"

통역사

외국인이 1분간 영어로 우스운 이야기를 하였다.

통역사가 통역을 하면서 단 2초 만에 청중들을 웃겼다.

외국인이 이상하게 생각 되어 물었다.

어떻게 해서 단 2초 만에 웃기었나.

통역사 대답 왈,

'이 사람이 계속 웃기고 있다' 라고 통역했다고 한다.

하하하!

금주(禁酒)운동 · 권주(勸酒)운동?

어떤 애주가가 술을 끊으려고 금주운동을 벌이고 있는 한 유명 강사의 강연을 들으러 갔다.

그 강사는 이렇게 말했다.

"우선 술을 만들려면 곡물을 썩혀야 하기 때문에 그 술을 먹은 사람은 멀쩡한 정신이 썩게 됩니다. 부정부패의 대부분은 술자리에서 생겨나고 우리 사회가 썩어가는 이 삼부원흉을 퇴치해야 합니다."

그리고는 유리컵 두 개를 강단에 놓고 한 컵에는 물을, 다른 한 컵에는 소주를 채운 다음 지렁이를 한 마리씩 넣었다.

물 컵에 넣은 지렁이는 30분이 지나도 힘 있게 꿈틀대는데 소주 컵에 넣은 지렁이는 금방 뻗어 버렸다.

강사가,

"이 시범을 보시고 어떤 생각이 드십니까?"

뒤에 있던 청중 한 분이 말했다.

"회충이 있는 분이나 회충을 몸속으로 들어오지 못하게 하고 싶은 분은 소주를 많이 마시세요!"

술 취하지 않은 취객

파출소 앞 게시판에 국회의원 입후보자의 포스터가 붙어 있었다.

이를 본 술 취한 사람이 경찰에게 비틀거리며 다가가 물었다.

"경찰 아저씨, 여기 붙어 있는 이놈들은 도대체 무슨 나쁜 짓을 한 놈들입니까?"

"여보세요, 이건 현상수배 사진이 아니라 선거용 포스터예요!"

그러자 술 취한 사람이 말했다.

"아하~! 앞으로 나쁜 짓을 골라서 할 놈들이군."

접시를 깬 사람은?

누나와 엄마는 설거지를 하고, 아빠와 아들은 TV를 보는데 갑자기 쨍그랑 소리가 났다.

정적 속에서 아빠가 아들에게 물어 보았다.
'누가 접시 깼는지 보고 와라!'
'그것도 몰라? 엄마잖아!'
'어떻게 아니?'
'엄마가 아무 말도 안 하잖아.'

전국 공처가 대상 수상자들

장려상 수상자: 아내의, 아내에 의한, 아내를 위한 남편이 되겠습니다.

동상 수상자: 아내가 나를 위해 무엇을 할지 생각하기 전에 내가 아내를 위해 무엇을 할지 먼저 생각하겠습니다.

은상 수상자: 나는 아내를 존경한다. 고로 존재한다.

금상 수상자: 나는 아내를 위한 역사적 사명을 띠고 이 땅에 태어났다.

특별상 수상자: 너희들이 아내를 알아?

공로상 수상자: 나에게 아내가 없다는 것은 저를 두 번 죽이는 거예요.

영예의 대상 수상자: 내일 지구가 멸망한다 해도 나는 아내를 위해 오늘 설거지 청소, 빨래를 할 것이다.

평소에 설거지 빨래 청소를 안 해주는 남편들이 계시다면 오늘은 아내가 수여하는 영예의 대상 수상자가 한번 되어 보면 어떨까요? 아마 저녁 반찬이 달라질 것입니다.

재롱

손녀딸이 할아버지 무릎 위에 앉아 재롱을 부리고 있다. 할아버지는 그저 귀여워서 입이 이만큼 벌어졌다.

"할아버지, 할아버지도 하나님이 만드셨나요?"

"그럼."

손녀딸이 한참 또 재롱을 부리더니,

"그럼, 나도 하나님이 만드신 거예요?"

"아무렴, 그렇고말고."

한참 동안 손녀딸이 할아버지 무릎에서 놀다가 내려와 전신거울 앞으로 쪼르르 가는 것이 아닌가! 손녀딸은 한참동안을 번갈아 가며 거울에 비쳐진 자신의 얼굴과 할아버지의 얼굴을 비교해서 보았다.

"요즘, 하나님 솜씨가 할아버지를 만드실 때보다는 많이 나아지셨어요. 그렇지요. 할아버지?"

치매와 건망증의 차이

열쇠

열쇠를 어디둔지 모르면 – 건망증

열쇠를 보고 이거 어디에 사용하는지 모르면 – 치매

계단에서

계단에 서서 왜 서 있는지 모르면 – 건망증

계단에 미끄러져서 이거 올라가다 넘어 졌는지 내려가다 넘어졌
는지 모를 때 – 치매

화장실에서

소변기 앞에 서서 지퍼를 내리지 않고 쉬! 하면 – 건망증

손자를 소변보이면서 쉬! 쉬! 하다가 자기가 쉬! 하면 – 치매

택시에서

할머니가 택시를 타고 한참 가다가 "운전사 양반 내가 조금 전에
어디에 가자고 했지"하면 – 건망증

할머니가 택시를 한참 타고 가다가 "운전사 양반 내가 지금 어디
로 가는 거지?"하면– 치매

할아버지 할머니 부부가 방에 있는데, 문 두드리는 소리 듣고

할머니 : " 영감이 언제 나갔었나?"하면 – 건망증

할아버지 : "할멈이 아까 나갔었잖아 !"

할머니 : "밖에 내 영감 들어오는 가 보다."하면– 치매

할아버지 : "내 어디 숨을꼬?"

부부싸움

용범이가 자주 가는 단골 술집에 와서 술을 마시고 있었다. 얼굴에는 수심이 가득하고 영 생기가 없어 보였다. 그 모습을 본 바텐더가 물었다.

바텐더: "왜 그러세요? 뭐 언짢은 일이라도 있어요?"

용범: "우리는 한 달 전에 부부싸움을 했는데, 그때 한 달 동안 서로 말을 안 하기로 했거든요."

바텐더: "그럼, 잘 되었네요. 대꾸할 필요도 없고."

용범: "바로 그거예요! 한 달 동안 아주 편하게 잘 지냈는데 오늘이 그 마지막이 되는 날이거든요! 내일부터 또 그 지긋지긋한 잔소리를 들을 생각을 하니까 앞이 캄캄해요!"

십자(十字)

50년을 사귀어온 죽마고우 윤호와 호석 두 영감이 강남의 제일 번잡한 압구정동에서 길을 건너는데 뒤에서 쏜살같이 달려오던 오토바이가 윤호를 쓰러뜨리고 뺑소니를 쳤다.

호석: "윤호, 윤호, 괜찮아? 어디 안 다쳤어?"

호석이가 내려다보니까 윤호가 눈을 감고 오른손으로 이마에서 아랫배, 그리고 가슴의 왼쪽에서 바른쪽으로 십자(十字)를 긋는 게 아닌가!

윤호가 천주교 성당에 나가는 줄 아는지라 호석이는 더욱 놀라서 이 친구가 세상 하직 인사를 하느님에게 하는 게 아닌가 했다.

호석: "윤호, 윤호, 윤호......"

윤호: "응. 괜찮은 것 같아."

호석: "그런데 왜 가슴에다 십자를 그어?"

윤호: "십자라니? 난 우선 안경, 고환, 왼쪽 호주머니의 만년필, 그리고 오른쪽 안 호주머니의 지갑이 제대로 있나 살펴봤을 뿐이야."

또 다른 성(性)

가족이 둘러 앉아 텔레비전을 보고 있는데, 숙제를 마친 딸이 종이 한 장을 들고서 아빠의 곁으로 왔다.

이제, 여덟 살 된 딸 아이가 대뜸 물었다.

"아빠, 성이 뭐야?"

"응, 네 성도 아빠와 같은 김 씨지"

"아니, 그 성 말고 왜 또 다른 성이 있지 않아?"

순간, 아이의 아빠는 당황했다. 여덟 살짜리에게 성을 말하자니, 성을 이해하기에는 아직 이른 것 같고, 그렇다고 우물쭈물 얼버무리기에는 딸 아이가 만족해하지 않을 것은 뻔하였다.

아이의 아빠는 잠시 망설이다가, 이참에 성교육을 하기로 마음먹었다. 언젠가는 알아야 할 텐데 차라리 일찌감치 알아두는 것도 나쁘지는 않을 거라는 생각에서였다.

"사람들은 남성과 여성이 있는데... 남자가 여자에게 씨를 뿌리면 여자는 아기를 낳는 거란다. 그런데……"

그러자 딸은 지루하다는 표정을 지었다.

"그게 아니라, 내가 학교 발레부에 들고 싶다고 했더니 가입 신청서를 적어 오라고 했단말야. 다른 건 알겠는데 성별이 뭔지 몰라서 그래. 그 성이 뭐냐구?"

표독한 마누라

정길이가 어머니의 묘소에 갔다. 풀을 깎고 다듬는 등 손질을 끝내고 돌아가는 길이었다. 그런데 어떤 남자가 어느 산소 앞에서 유별나게 슬피 울고 있는 게 아닌가. 그냥 지나칠까 하다가 하도 슬피 울기에 가까이 가서 말을 건넸다.

남자: "왜 죽었어? 왜 죽었어? 왜 죽었어?"

정길: "몹시 슬퍼서 울고 있는데 끼어드는 것 같아 송구한 마음입니다만 너무나 상심이 크신 것 같습니다. 누구를 이렇게 애도하는 겁니까?

남자: "내 마누라의 전 남편이예요."

그러면서 계속 통곡을 한다.

남자: "왜 죽었어, 왜 죽었어? 당신만 살아 있었으면 저렇게 표독한 여편네한테 내가 걸려들지 않았을 텐데…"

장례

날씨가 매우 선선한 어느 늦가을 날 용철이가 갈퀴로 낙엽을 긁어모으고 있었다.

이 때, 상여 두 틀이 큰 길을 지나가고 있었다.

첫째 상여 뒤에는 아무도 없고

둘째 상여 뒤에는 단 한 사람의 상제만이 개 한 마리를 끌고 따라가고 있었다. 그 뒤에는 약 30명 정도의 사람들이 줄을 지어 따라가고 있었다.

좀 이상한 생각이 들어 용철이가 상제에게 다가가서 물었다.

용철: "저 앞의 상여에는 누가 있나요?"

상제: "내 처요."

용철: "저런, 안됐네요! 상심이 크시겠습니다. 어쩌다 그리 되셨나
　　　요?"

상제: "내 개한테 물려 죽었어요."

용철: "뒤 상여에는 누가 들어있나요?"

상제: "내 장모요. 그도 개가 물어 죽였어요."

이 말을 들은 용철이는 자기도 애물단지 여편네를 어떻게 처분할
수 있겠다 생각하고,

용철: "그 개 좀 빌려 주실 수 없나요?"

상제: "저 줄 선 사람들 보이죠. 그 뒤에 가서 차례를 기다리세요!"

맹추 목사

어떤 목사가 한 신자의 집을 방문하고 예배를 드린 다음에, 다 같이 주기도문을 외운 후, '아멘' 이라고 하였다.

그랬더니 뒤에서 누가 '아멘, 아멘, 아멘' 을 계속하는 거였다. 알고 보니 그건 앵무새가 흉내 낸 소리였다.

주인: "저 앵무새는 아주 영특해서 우리말과 영어를 잘합니다."

목사: "참 신기하군요. 그런데 왜 한쪽 발목에는 빨간 끈을 매놓고 또 한쪽에는 파란 끈을 매놓으셨나요?"

주인: "파란 끈을 당기면 우리말을 하고요, 빨간 끈을 당기면 영어를 해요."

목사: "그럼, 두 끈을 다 함께 당기면 어떻게 되나요?"

앵무새: "어떻게 되긴 뭐가 어떻게 돼! 내가 바닥에 떨어지지. 요 맹추야!"

아들의 비밀

목포에 사는 엄마가 아들을 보러 서울에 올라왔다. 저녁을 먹고 있는데 아들과 가정부 둘의 눈길이 예사롭지 않은 것을 눈치 챘다. 이틀 후에 엄마는 시골로 내려갔다.

가정부: "어머니가 다녀가신 뒤 주걱이 안 보여!"
아들: "아무렴, 어머니가 그까짓 주걱을 가져 가셨을라고?"

아들은 확인 차 엄마에게 편지를 썼다.

'어머님 전상서. 엄마가 그까짓 하찮은 주걱을 가져 가셨다고는 생각지 않지만 안 가져 가셨다고도 생각하지 않습니다. 확실한 것은 주걱이 없어졌다는 사실입니다. 주걱이 눈에 띠지 않으니까요.'

며칠 후, 곧 어머니로부터 답장을 받았다.

'사랑하는 아들아! 네가 가정부하고 자고 있다고는 생각하지 않지만 안 자고 있다고도 생각하지 않는다. 확실한 것은 네가 네 침대에서 자지 않고 있다는 사실이다. 주걱을 네 침대에 놓아두었으니까.'

종축농장 (種畜農場)

종축농장에 이웃 동네의 신 씨라는 사람이 서슬이 시퍼래져서 들어왔다. 그때, 농장에는 어른들은 없고, 13세 된 딸만이 농장을 지키고 있었는데,

신: "아버지 어디 가셨니?"

딸: "읍에 나가셨는데 나가시면서 손님이 오시면,

　　종마 씨는 30만원,

　　종우 씨는 20만원,

　　종돈 씨는 10만원 받으라고 하셨어요."

신: "종마고, 종우고, 종돈이고 뭐고 간에 네 오빠 용호가 우리 딸 기숙이 위에 올라탔단 말이다."

딸: "그것은 잘 모르겠는데요. 아버지가 나가실 때 오빠 값은 말씀 안하시고 나가셨거든요."

내기꾼

시국이 어수선해 비상경계령이 내린 때였다.

서울시청 앞을 경비하는 전투 경찰대 옆을 어떤 남자가 검은 색 가방을 든 채 힐끔힐끔 쳐다보면서 지나가고 있었다. 경찰이 수상해 그를 불심검문 했다. 신분증 등을 조사한 다음에,

경찰: "그 까만 가방 속에 뭐가 들어 있소?"

사나이: "현금입니다."

경찰: "좀 열어 보시오! (정말로 가방 가득 돈이 들어 있었다.)

어디서 난 돈이오?"

사나이: "내기해서 딴 돈입니다. 난 원래 내기를 좋아해서 내기를 하면 잃는 법이 없어요. 내가 여기서 저 남대문까지 뛰어갔다 오는 동안 경사님이 먼저 구두를 벗으면 내가 5만원을 내고, 경사님이 구두를 벗기 전에 내가 먼저 돌아오면 경사님이 5만원을 저한테 주는 겁니다. 어떻습니까?"

경찰: "좋아요. 해봅시다. (도망 갈까봐) 가방은 여기 두고 뛰어갔다 와요!"

사나이가 시청 광장의 채 반도 못 뛰어가서 경찰은 구두 양쪽을 다 벗어 놓았다. 사나이는 돌아와서 경찰에게 5만원을 건네주었다. 경찰은 돈을 받으면서,

경찰: "내기 솜씨가 그리 대단한 것도 아니구먼!"

사나이: "저 덕수궁 문 앞에 서 있는 사람들이 몇 사람이나 있는 것 같습니까?"

경찰: "글쎄, 한 40명쯤은 안 되겠소?"

사나이: "내가 경사님의 구두를 벗길 수 있다고 장담했더니 저 사람들이 모두 '경비근무중의 경찰관 구두를 어떻게 벗기느냐'고 하더군요. 그래서 경찰관 구두를 벗기면 한 사람당 5천 원씩 받기로 하고 내기를 걸었지요."

술 취하면 곧장 걸어

새우 아가씨가 게 도령을 만나 첫 눈에 반했다. 날마다 데이트를 하다 보니, 이제는 게 도령도 새우 아가씨 없이는 하루도 못살게 되었다. 어느 날, 게 도령이 새우 아가씨에게 청혼을 했다. 새우 아가씨는 가슴이 터질 듯 뿌듯해서 부모에게 게 도령과의 결혼을 허락해 달라고 졸랐다.

새우 아가씨의 어머니는 펄쩍 뛰며 반대했다.

"안 돼, 어디 신랑감이 없어서 곧장 걷지도 못하고 맨 날 갈지자 걸음만 걷는 게 도령한테 네가 시집을 가야하니? 절대 안 돼!"

새우 아가씨는 게 도령을 만나 부모님의 반대가 너무 심해 결혼을 못하겠다고 눈물로 호소했다.

"안 된다고? 알았어. 내 인생은 이제 끝이야."

며칠 후에, 길에서 다시 게 도령을 만났는데 새우 아가씨의 눈이 휘둥그레졌다. 게 도령이 갈지자 걸음이 아니라 곧장 걷고 있지 않은가?

"아니, 어찌된 일이야? 너 곧장 걷고 있잖아?"

"너하고 헤어진 후 말이야, 난 말이야, 난 말이야, 너를 못 잊어서 말이야, 난 말이야, 날마다 술에 취해 있단 말이야!"

두 명의 나무꾼

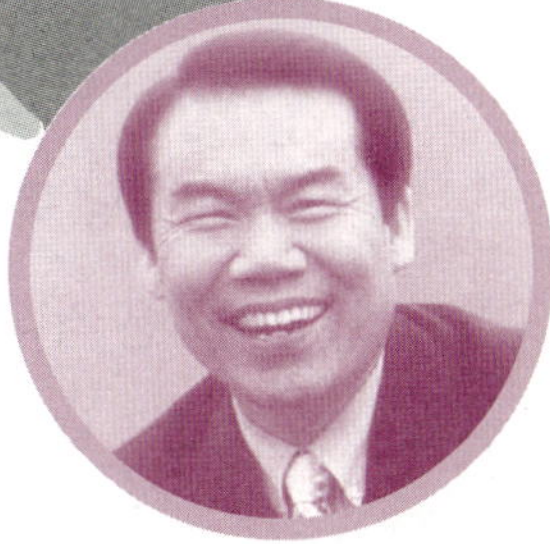

두 명의 나무꾼

땔감을 모아 겨우 생계를 이어가는 두 명의 나무꾼이 산길을 내려오다 버려진 목화솜을 발견했다. 두 사람은 뜻하지 않은 횡재에 입을 다물 수가 없었다. 당시에, 목화솜의 값은 땔감을 판 가격의 수십 배에 달했기 때문이다.

'이것만 있으면 우리 가족이 올 겨울을 편안하게 지낼 수 있겠어.'

두 나무꾼은 주저 없이 땔감 대신 목화솜을 등에 지고 기쁜 마음으로 길을 걸었다.

그렇게 한참을 걷다가 갑자기 한 나무꾼이 외쳤다.

"저기 좀 봐! 비단이잖아!"

그가 가리킨 곳에는 최고급의 비단 두 필이 놓여 있었다. 두 사람은 어안이 벙벙했다.

"누가 산 속에 이런 귀한 비단을 버려두고 간 거지?"

그 중에, 한 나무꾼이 말했다.

"난 목화 솜 대신 이 비단을 지고 가겠어. 자네는?"

그러자 다른 나무꾼이 말했다.

"난 그냥 목화솜을 지고 갈 거야."

이들은 각각 목화솜과 비단을 지고 서둘러 발걸음을 옮겼다.

그렇게 다시 한참을 걷고 있는데, 비단을 지고 있던 나무꾼의 눈이 순간 휘둥그레졌다.

길가에 뭔가 반짝이는 것이 보여 다가갔더니 황금이었다. 그는 이게 웬 횡재냐 싶어 얼른 비단을 내려놓고 황금을 주워들었다. 그러고는 친구에게 말했다.

"난 비단 대신 이 황금을 들고 가겠네. 시장에 내다 팔면 비싼 값을 받을 수 있을 거야."

하지만 목화솜을 진 나무꾼은 여전히 고집을 부렸다.

"벌써 반나절이나 지고 왔는데 여기서 황금이랑 바꾸자니 왠지 아까운 생각이 드는구먼. 그건 자네나 들고 가게."

두 나무꾼은 각각 목화솜과 황금을 들고 다시 길을 재촉했다.

그런데 이게 웬일인가! 산 중턱에 이르자 난데없이 소나기가 내리는 것이 아닌가! 두 나무꾼은 피할 새도 없이 비에 흠뻑 젖고 말았다. 그런데 큰 일이 벌어졌다. 목화솜이 빗물을 빨아들여 원래 무게보다 훨씬 더 무거워진 것이다.

이미 지칠 대로 지친 나무꾼은 더 이상 목화솜을 지고 갈 힘이 남아 있지 않았다. 그는 그제서야 진작 목화솜을 황금과 바꾸지 않은 것을 후회했지만, 이미 늦은 뒤였다. 그는 결국 빈손으로 집에 돌아가야 했다.

좋은 소식, 나쁜 소식, 환장할 소식

-좋은 소식: 남편이 진급했다네.

-나쁜 소식: 그런데 비서가 엄청 예쁘다네.

-환장할 소식: 외국으로 둘이 출장가야 한다네.

-좋은 소식: 아이가 상을 타왔네.

-나쁜 소식: 옆집 애도 타왔네.

-환장할 소식: 아이들 기 살린다고 전교생 다 주었다네.

-좋은 소식: 쓰레기를 종량제 봉투 없이 슬쩍 버렸네.

-나쁜 소식: 그 장면이 CCTV에 잡혔네.

-환장할 소식: 양심을 버린 사람 편으로 9시 뉴스에 나온다네.

-좋은 소식: 살다 첨으로 남편이 꽃을 가져왔네.

-나쁜 소식: 그런데 하얀 국화꽃만 있네.

-환장할 소식: 장례식장 갔다가 아까워서 가져온 거라네.

-좋은 소식: 싼 가격에 성형수술 된다네.

-나쁜 소식: 수술이 시원찮아 다시 해야 한다네.

-환장할 소식: 뉴스에서 돌팔이라고 잡혀갔다네.

목사가 믿는 하나님

어느 목사님이 혼자서 등산을 하다가 실족하는 바람에
절벽 밑으로 굴러 떨어졌다.
목사는 위급한 상황에서도 용케 손을 뻗쳐 절벽
중간에 서 있는 소나무 가지를 움켜쥐었다.
간신히 목숨을 구한 목사는 절벽 위에 대고 소리를 질렀다.

"사람 살려! 위에 아무도 없습니까?"
그러자 위에서 목소리가 들렸다.
"아들아! 염려 말라 내가 여기에 있노라!"
목사가 "누구십니까?"하고 물으니,
"나는 하나님이다"라는 대답이 들렸다.
목사는 다급한 목소리로 소리 질렀다.
"하나님, 저를 이 위험한 곳에서 구해 주시면
신앙을 위해 목숨을 바치겠나이다."

그때 위에서 목소리가 들렸다.

"좋다. 그러면 내가 시키는 대로 하여라. 그 나무를 놓아라."

“아니 무슨 말씀이십니까? 저는 이걸 놓으면 떨어져 죽어요.”

“아니다. 네 믿음대로 이루어질 것이다.

믿음을 가지고 그 나무를 놓아라!”

그러자 목사는 아무 말 없이 잠시 침묵을 지켰다. 잠시 후에, 목사가 소리쳤다.

“위에 하나님 말고 누구 딴사람 안 계세요?”

천당의 기준

어떤 목사와 총알택시 기사가 동시에 천당에 도착했다.

천국의 관리인 베드로가 각자 지낼 방을 배정하였다. 목사에게는 코딱지만한 방을 주고, 택시 기사에게는 궁궐 같은 큰 방을 주었다. 목사는 매우 섭섭해서,

목사: "아니, 나는 세상에 있을 때, 나의 온 평생을 하나님을 위해서 섬겼습니다. 저 사람은 고작 사람들이나 실어 나르는 일밖에는 하지 않았는데 왜 이런 차별 대우를 합니까?"

베드로: "천당의 기준은 세상의 기준과는 아주 다릅니다. 목사님의 설교 시간에는 언제나 조는 사람들이 많았는데, 저 기사가 운전할 때는 모두가 목적지까지 안전하게 가게 해달라고 기도했거든요."

허풍쟁이

하루는 김선달이 사냥을 마치고, 집으로 돌아가기 위해 차를 타려 하였다.

그 순간, 김선달에게 한 사람이 다가와서 물었다.

"오늘, 재미 좀 보셨습니까?"

"오늘은 허탕쳤습니다. 어제는 그런대로 곰 두 마리에, 사슴 세 마리를 잡아 수확이 괜찮았는데."

"내가 누구인지 아십니까? 나는 수렵 감시원입니다. 수렵 허가 기간 중, 한 사람이 곰 한 마리와 사슴 한 마리 밖에 못 잡는 것을 아시나요? 곧 체포하겠습니다."

"당신은 내가 누구인지 아십니까? 나는 대한민국에서 둘째가라면 서러운 허풍쟁이올시다. 이왕 사냥을 왔으면 그 정도는 잡았다고 해야 허풍쟁이 체면이 서지 않겠어요?

요새 아이들은 무서워

철수와 정권이는 친한 친구사이이다.

정권이의 엄마는 동네에서 좀 짠 사람으로 소문이 나있었다.

어느 날, 정권이네 집에 철수가 놀러가게 되었다.

철수가 집에 갈 시간이 되어서 나서려니까 때마침 비가 쏟아지기 시작했다. 정권이 엄마는 철수에게 정권이의 장화와 우의를 빌려주었다.

철수: "정권이 어머님, 이렇게 걱정 안 해 주셔도 되는데요."

정권 엄마: "아니다, 정권이가 너희 집에 놀러갔다 비가 오면 너희 어머니도 이렇게 안 해 주시겠니?"

철수: "그야 물론 더 잘해 주시겠지요. '애, 정권아, 여기에서 저녁 먹고 비가 좀 뜸해지면 가거라.' 하실 거예요."

따돌림을 당한 처칠

버나드쇼가 처칠을 찾아왔다.

버나드쇼는 처칠에게 연극표 두 장을 건네며 말했다.

"제 연극에 초대합니다.

혹시라도 동행하실 친구분이 계시다면 함께 오십시오."

처칠에게는 동행할 친구가 없었다. 이미, 버나드쇼는 처칠이 외톨이라는 것을 알고 있었다. 그래서 함께 하는 친구조차 하나 없는 외톨이라는 점을 비꼰 것이다.

이에, 처칠이 응수했다.

"첫날은 바쁜 사정으로 어려우니 다음날 가지요.

연극이 하루 만에 끝나지 않는다면 말입니다."

의수(義手)

절도범 용의자의 변호를 맡은 한 변호사가 당당한 모습(?)으로 법정의 변호사석에 섰다.

변호사: "재판장님, 피고는 절도에 대해서는 시인하고 있으나, 가택을 침입한 것도 아니고, 다만 지나가다가 열린 창문으로 하찮은 물건을 오른손으로 집었을 뿐입니다. 그 사람의 오른 팔이 그 사람의 전체는 아니라고 사료되는 바입니다.

재판장님께서는 그의 사지 중의 하나가 범한 죄의 값을 그의 온 몸이 치러야 한다고 생각하시는 겁니까?"

판사가 한참동안 심사숙고하고 있더니,

판사: "변호인의 변론도 대단히 논리적이라고 사료되니 범인의 오른팔만 1년의 구치형을 언도한다. 단 범인이 원하면 그 오른팔을 동반해서 수형해도 좋고 오른팔만 수형케 해도 무방하나 그것은 피고인의 자유재량에 맡긴다." "탕! 탕! 탕!"

피고인은 변호사의 도움을 받아 몸에서 의수를 분리시켜 변호대에 올려 놓고 빙그레 웃으면서 법정을 나섰다.

주정뱅이

술에 취한 이가 길가에 쓰러져 잠을 잤다든가 똥독에 빠졌다든가 또는 차를 타고 가다 내려야 할 정거장을 지나쳐서 종점까지 갔다 다시 돌아왔다든지 하는 이야기는 많이 들어 보았을 것이다. 술을 몹시도 좋아했던 한 술고래의 다음과 같은 이야기도 들어본 적이 있는지.

술고래가 얼큰하게 취해서 집으로 돌아가는데, 공동묘지를 가로질러 가다가 그만 다음날 있을 장례식에 대비해 파 놓은 묘지 아래로 빠져 버리게 되었다.

밤새도록 그 곳에서 허우적대며 나오지도 못하고 고래고래 소리만 질러댔다. 묘지기가 아침 일찍이 묘지를 돌아보는데 어디선가 사람 기척이 났다. 가까이 가 보았더니 한 남자가 묘지의 구덩이에서 소란을 피우고 있었다.

묘지기: "아니, 거기서 무엇을 하는 거요?"

주정꾼: "어휴, 추워 죽겠어!"

묘지기: "춥지 말라고 두둑하게 덮어준 흙을 다 차 내 버렸으니까 춥지!"

레이건의 유머

낸시에게, "여보, 내가 머리 숙이는 것을 깜빡 잊었어."

"여러분들이 공화당원이었으면 좋겠어. 하하하……."

"신께서 나를 당신의 집으로 부를 때 그 때가 언제가 될지라도 나는 이 나라에 대한 무한한 사랑과 이 나라의 미래에 대한 영원한 낙관을 갖고 떠날 것이다."

강연 중에 반응도 박수도 없었다. 실망한 모습으로 자리에 돌아와 앉았다. 다음 연사가 강연하는데, 연거푸 박수갈채가 나왔다.

이에, 레이건은 쥐구멍이라도 있으면 들어가고 싶은 심경이었다. 그러던 중에 옆자리에 있던 초청자가 레이건에게 귓속말로 하였다.

"지금 박수를 받고 있는 저 분이 레이건씨 당신의 연설을 열심히 통역하고 있는 중입니다."

점포 침입

판사: "여기 기소장에 의하면 피고는 네 번이나 점포에 침입했다
고 기재되어 있는데 그게 사실인가?"

피고: "네, 사실입니다."

판사: "그래서 무엇을 절취했나?"

피고: "드레스 한 벌을 훔쳤습니다, 재판장님."

판사: "아니, 네 번이나 침입해서 단지 드레스 한 벌을?"

피고: "제일 먼저 훔친 것은 여편네가 너무 크다고 해서 갖다놓고,
다음번에 훔친 것은 색이 마음에 안 든다고 해서 돌려놓고,
세 번째 훔친 것은 너무 값싼 것이라고 해서 갖다 놓았습니
다. 네 번째 것은 크기, 색, 값 모두 여편네 마음에 들어 훔
쳤습니다."

시누이가 미워서

어떤 부인이 예쁜 강아지 한 마리를 데리고 수의과 의사를 찾아가서 그 강아지의 꼬리를 잘라달라고 부탁했다. 의사는 의아하다는 듯이 손님에게 물었다.

의사: "네, 가끔 개 꼬리를 자르는 수술을 안 하는 것은 아닙니다마는 이렇게 예쁜 강아지의 토실토실한 꼬리를 왜 자르시렵니까?"

손님: "강아지는 아는 사람이 오면 꼬리를 흔들어서 반가움을 나타내지 않습니까?"

의사: "네, 물론 개는 사람을 잘 알아보지요."

손님: "실은 보기 싫은 시누이가 또 온대요. 시누이가 오는 것도 싫은데, 요 놈이 반갑다고 꼬리까지 흔드는 꼴을 어떻게 보겠어요."

전도

조 목사가 새로운 교회에 부임을 하게 되었다.

그는 먼저 시무했던 교회 사람과 친지들에게 안부편지를 부치기 위해 우체국을 찾았다. 낯설은 고장이라 우체국이 어디 있는지 몰라 길가에서 공기놀이를 하고 있던 아이들에게 길을 물었다.

조 목사에게 우체국 가는 길을 알려준 아이들은 다시 공기놀이를 시작하려 했다.

목사: "얘들아, 다음 주일날 너희들이 교회에 나오면 내가 너희들에게 천국가는 길을 알려주마."

그랬더니, 그중의 한 아이가 말했다.

아이: "싫어요. 우체국 가는 길도 제대로 못 찾아가시면서 어떻게 우리에게 그 복잡한 천국 가는 길을 가르쳐 주시겠어요?"

사자의 식기도

아프리카로 파견된 선교사가 정글에서 길을 잃었다.

길을 찾아 헤매다가 큰 황소만한 사자를 만났다. '도저히 이 사나운 사자를 피할 수 없겠다' 체념한 선교사는 무릎을 꿇고 최후의 기도를 올렸다.

한참 기도를 하다가 아직도 생명이 붙어 있는 것으로 보아 아마 기도의 응답이 있나 보다 하고 눈을 떠 보았더니 옆에서 사자도 기도를 하고 있지 않는가!

사자의 기도가 끝나기를 기다린 선교사는,

"이런 아프리카의 오지에서 그 누군가 같은 종교를 믿는 이를 만난다는 것은 참 요행이 아닐 수 없구나."

"듣기 싫어! 지금 나는 너를 먹으려고 식기도를 하고 있던 참이야."

성경공부 시간에

선생님: "누가 여리고 성을 무너뜨렸니? 장난꾸러기 양호야?"

양호: "내가 안 그랬어요."

선생님이 양호 아버지에게 전화를 걸었다.

"글쎄, 성경시간에 누가 여리고 성벽을 무너뜨렸느냐고 양호에게 물어 보았더니 자기가 안 그랬다는 거예요."

아버지: "양호가 안 그랬다면 안 한 것입니다. 그 애는 장난은 심해도 거짓말은 안 해요."

이 말을 듣고 교사는 목사님을 찾아갔다.

선생님: "목사님, 주일학교 성경 시간에 누가 여리고 성벽을 무너뜨렸느냐고 양호에게 물어 본 적이 있었거든요. 그런데 양호가 뭐라고 했는지 아세요? 자기가 안 그랬다는 거예요. 저 혼자만 알고 있기는 아쉬워서 양호 아버지에게 말했더니 양호가 안 했다면 안 한 것이라고 말씀하시는 거 있죠."

목사: "나는 양호 아버지를 이십년 이상 알고 지냈는데 그 분은 정말 정직한 사람이에요. 그나저나 그 성벽을 빨리 고쳐야겠군요."

수절(守節)

갑성이, 을용이, 병길이 세 사람이 천당의 문에 도달했다.

그들을 본 베드로가 반가이 맞아주었다. 이것, 저것 물어본 후에 바람 피운 일이 있었는지 물어 보았다.

갑성: "다 아실 텐데 무슨 거짓말을 하겠습니까? 술에 취해 꼭 두 번 집에 늦게 돌아간 일이 있습니다."

베드로: "그렇다면 여기서는 소형차만 몰수 있습니다. 다음은?"

을용: "난 딱 한번 눈이 삐어서 외박한 일이 있습니다."

베드로: "그러면 당신은 중형차만 쓸 수 있습니다. 다음은?"

병길: "나는 맹세코 수절했습니다."

베드로: "아, 그렇군요. 당신은 큰 고급차를 쓸 수 있습니다."

얼마 후에, 길에서 셋이 만나게 되었는데 병길이가 풀이 죽어서 영 힘이 없었다.

갑성, 을용: "왜 그래? 무슨 일이라도 났어?"

병길: "이틀 전에 마누라를 만났는데, 원래 좀 헤픈 여자인줄은 알았지만, 글쎄, 손수레를 끌고 있지 뭔가."

실속 차리기

김수환 추기경이 운동을 겸해 산책을 나서니까 동네 아이들 셋이 길가에서 놀고 있다. 세 아이들의 종교는 이슬람교, 불교, 기독교로 서로가 다 달랐다.

추기경: "너희들 중에 내가 묻는 말에 바로 대답하는 아이에게는 용돈으로 만원을 주마. 이 세상에서 누가 제일 위대한 인물이냐?"

기독교도 아이: "이스라엘 민족을 이집트로부터 구원해 가나안 땅으로 인도한 모세입니다."

이슬람교도 아이: "아닙니다. 알라의 계시를 받고 이슬람교를 창시한 모하메트 입니다."

불교도 아이: "둘 다 아닙니다. 이 세상 만민의 영혼을 구원하러 오신 예수입니다."

추기경: "맞았다. 여기 만원이 있다. 그런데 너는 불교도가 아니냐?"

불교도: "네, 맞아요. 물론, 이 세상의 온갖 번뇌를 없게 해 주려고 오신 석가모니가 제일 위대하시지요. 그렇지만 실속은 차려야죠!"

조세전문가

튼튼하고 힘이 센 사나이가 있었다.

그는 남대문 시장에서 약장수처럼 사람들을 모아놓고 손아귀로 레몬 한 개를 뽀송뽀송하게 짠 다음에, 누구든지 주스 한 방울이라도 더 짤 수 있는 사람에게는 만원을 주겠다고 호언장담했다.

힘 깨나 쓴다는 사람들이 나와서 짜 보았으나 한 방울도 안 떨어졌다. 씨름장사도 나와서 짜 보았으나 역시 마찬가지였다.

마지막으로, 뒷줄에서 허약하고 삐쩍 마른 사나이가 자기가 해 보겠노라고 하자 주위에서 구경하던 사람들이 깔깔 웃으면서 야유했다.

그런데 이게 웬 일인가! 주스가 뚝뚝 떨어지는 것이었다. 힘센 사나이가 어찌된 영문이냐고 묻자, 그 삐쩍 마른 사나이가 하는 말,

"나는 세무서 조세과 직원이거든요, 세금이고 뭐고 짜내는 데는 전문가 아닙니까?"

여인의 원한

힘이 없어 보이는 한 여인이 바람 나서 집을 나간 남편에 대한 원한을 달래려고 바닷가의 모래밭을 거닐고 있었다.

그가 걷다보니 우연히 예쁜 빈병 하나를 발견했다. 집어서 뚜껑을 열자 뿌얀 안개가 피어오르고 요정이 나타났다.

"나를 그 병에서 해방시켜 주셔서 고맙습니다. 은혜에 보답으로 세 가지 소원을 이루어 드리겠습니다. 그러나 당신이 원한 것의 두 배는 당신 배우자의 몫입니다. 즉 당신이 백 원을 원하면 당신 배우자는 2백 원을 갖게 됩니다."

"그럼, 우선 백억 원이 생겼으면 좋겠어요."

번갯불이 번쩍이더니, 그녀의 발 앞에 백억 원이 놓여졌다. 물론, 남편에게는 2백억 원이 생겼다.

"두 번째 소원은 세상에서 제일 비싼 다이아몬드 목걸이를 갖는 거예요."

또 번갯불이 번쩍하더니 다이아몬드 목걸이가 나타났다. 물론 남편에게는 두 개가 생겼다.

"세 번째 소원은 제가 웃다가 반만 죽는 거랍니다."

법률 상담료

환자를 늦게까지 진찰하고 상담해 주느라 저녁 식사 시간을 놓친 한 의사가 늦은 시간에 식당에 갔다. 마침, 같은 건물의 변호사도 그 시간에 식사를 하러 왔길래 같이 식사를 하게 되었다.

의사: "식사 시간까지 늦추면서 건강문제를 상담했으니 그 환자에게 상담료를 청구해야 할까요?"

변호사: "그야 물론이죠, 전문인의 의견을 말해 주었으니까 의당히 요금을 청구해야지요."

변호사가 먼저 식사를 마치고 나간 다음, 의사도 식사를 끝낸 후 사무실에 돌아와 보았더니 책상 위에 쪽지가 놓여있었다.

"청구서

일금 5만원 정,

상기 금액을 법률 상담료로 청구함.

아무개 변호사"

담보

군대에 갔던 것 이외는 일생동안 농사만 짓고 사는 한 농부가 있었다. 어느 날, 그 농부가 초라한 옷차림으로 10만 원을 빌리기 위해 은행을 찾아가게 되었다.

은행원: "어디다 쓰시려고 그러십니까?"

농부: "오래전에 군대에 있을 때, 한 친구에게 돈을 꿔 준 적이 있습니다. 그 친구가 서울에 살고 있다고 해서 그 돈을 받으러 갔다 오려고요."

은행원: "무슨 담보라도 있습니까?"

농부: "담보가 뭐예요?"

은행원: "부동산이나 자동차 같은 것이요."

농부: "자동차는 없고요, 논밭때기가 좀 있기는 합니다마는."

은행원: "그럼 그것을 담보로 대부해 드리겠습니다."

며칠 후에, 농부가 돈을 갚으러 왔는데 큰 돈뭉치에서 10만원을 떼어주었다. 은행원이 나머지 돈도 은행에 예금을 하라고 권했더니 그 농부 하는 말,

농부: "무슨 담보라도 있습니까?"

복덕방도 이만은 해야 해

박 씨라는 사람이 생전 처음으로 주택을 구입하기 위해 부동산 중개업소를 찾아 갔다. 복덕방 주인은 좋은 곳이 있다고 하며 어떤 주택으로 그를 안내했다.

박 씨: "그런데 이 집은 좀 습기가 많은 것 같군요."

복덕방 주인 : "그게 화재 예방에는 최고입니다."

박 씨: "저 앞마당에 생쥐가 뛰어가네요."

복덕방주인 : "댁에서 고양이를 기른다면 안성맞춤 아닙니까?"

박 씨: "너무 한적하고 교통이 불편한 것 같군요."

복덕방 주인 : "아니죠, 매 10분마다 서울로 가는 버스가 있어요. 그리고 이 동네는 시끄럽지도 않고, 물도 좋고, 산도 좋고, 공기가 좋아 병자라곤 발생하지 않습니다."

때마침, 저 아래에 구급차가 와서 환자를 실어가고 있었다.

박 씨: "저기 병자가 발생했네요."

복덕방 주인 : "네, 그분은 이 동네 의사인데요. 환자가 없어서 수입이 시원치 않아 영양실조로 쓰러지셨답니다."

어머니의 선물

어머니가 남의 집 식모살이, 청소부 등을 해서 좋은 대학까지 마치게 된 남자가 있었다. 그의 이름은 영종이인데, 어머니의 고생 덕분에 지금은 세계의 유람여행을 다닐 만큼 윤택한 생활을 하게 되었다.

영종이가 남미의 아마존강 상류 타라포토 라는 곳에 갔을 때, 썩 희한한 앵무새를 팔고 있는 곳을 발견했다. 이 앵무새는 영어와 스페인어를 자유자재로 구사하고, 또 새로운 외국어도 두서너 개는 문제없이 배울 수 있다고 했다.

어머니의 은덕을 늘 고마워하던 그는 홀로 외롭게 보내실 어머니를 생각하며 그 새가 좋은 말벗이 될 거라 믿고, 거금 2백만 원에 앵무새를 사게 되었다. 드디어 그 앵무새는 복잡한 수속을 거쳐 항공편을 통해 어머니에게 전해졌다.

여행을 끝내고 집에 돌아와서 어머니에게 새를 잘 받으셨느냐고 전화를 걸었더니,

"그래, 잘 받았다. 아주 맛이 좋더라!"

보복

젊고 예쁜 아가씨가 앞에 앉아 있으려니 근사한 옷차림을 한 남자가 다가와서 옆자리가 비어 있느냐고 물어보았다. 그러자 그녀는 온 실내 손님이 다 들을 수 있는 큰 목소리로 소리를 질렀다.

아가씨: "나를 어떤 직업 여자로 보고 그러는 거야?"

남자: "아, 목청 좀 낮춰서 말해요!"

아가씨: "10만원에 가자구? 뺨 맞을 소리 말아."

남자: "아, 조용히 해요!"

아가씨: "한 시간 후에 낙원 모텔에서 만나자구? 안 돼, 안 된단 말야. 당장 내 앞에서 꺼져버려!"

그 남자는 얼굴이 빨개져서 여러 손님들의 시선을 피해 슬그머니 제일 어두운 구석에 가서 앉았다. 잠시 후 여자가 뒤쫓아 오더니 그 남자에게 사과하며,

아가씨: "미안해요. 소란을 피워서… 실은 제가 대학 심리학과 졸업 논문에 '위기에 처한 남성들의 행동양식' 라는 제목으로 연구논문을 쓰고 있거든요."

남자: "뭐, 50만 원요? 반시간도 안 걸릴 텐데. 그만 둬요. 절대 안 가요!"

이론과 실제

수학자, 물리학자, 컴퓨터 학자, 셋이 깃대 밑에서 이 깃대의 '높이'를 산출하는 방법에 관해서 각자 의견을 제시하고 있었다.

수학자: "삼각급수를 취급하는 해석기하이론을 응용해서 관수 해석법으로 풀면 쉽게 '높이'의 치(値)를 얻을 수 있어."

물리학자: "원자는 입자와 같은 파동성을 지니고 있으니까 아인슈타인이 예견한 중력파 검출장치를 이용해 원자광학이론을 응용하면 쉽게 풀 수 있어."

컴퓨터학자: "복잡한 계산이 아니더라도 우리는 초등 관수의 부정적분이 가능한 수식처리로 쉽게 높이를 산출할 수 있어."

우연히 이들의 이론을 듣던 동네의 목수가 갑자기 깃대를 뽑아서 뉘어놓고는 줄자로 재더니 대답하였다.

목수: "난 이론은 모르지만, 15m 87cm 입니다."

수학자: "저 사람은 '높이'를 안 재고 '길이'를 재네!"

화환 배달

한 남자가 친구에게 화환을 보내기 위해서 꽃 가게에 전화를 걸었다. 그 남자의 친구는 장사가 잘 되어 이제 막 새로운 장소로 확장 이전한 터였다. 화환을 받은 친구는 화환에 붙인 카드를 읽고 기겁하지 않을 수 없었다.

[영이여, 고이 잠드소서.]

이 소식을 친구로부터 전해들은 그 남자는 즉시 꽃 가게에 항의했다. 꽃 가게 주인은 실수한 것에 대해 인정하며 다음과 같이 말했다.

"대단히 죄송하게 되었습니다. 점원이 초상집으로 보낼 꽃을 잘못 배달해서 그리 되었는데 그 집에서는 더 야단이 났어요. '새로운 장소에서 번창하세요' 라고 쓴 카드를 보냈으니 말입니다."

결혼 50주년을 맞이한 부부가
싸우지 않은 비결

금혼식(결혼 50주년)을 축하하는 노부부가 있었다.

그들은 금실이 좋기로 오래 동안 사람들에게 얘깃거리가 되어왔는데, 특별히 이 날을 맞아 기자가 찾아가서 행복한 부부의 비결을 물었다. 할아버지가 설명했다…….

그건 우리의 신혼여행 때로 거슬러 올라가야 해.

우린 노새를 타고 그랜드 캐년으로 갔지.

얼마 안 가서 저 사람이 탄 노새가 한번 비틀거리더군.

그러자 아내가 조용히 "한 번!"이라고 말했어.

좀 더 가다가 노새가 다시 비틀거리자 아내는 조용히 "두 번!"이라고 하더군.

그 후에 노새가 세 번째로 또 비틀거리자 아내는 핸드백에서 권총을 꺼내더니 노새를 쏴 죽이더란 말이야.

그래서 내가 한마디 했지.

"아니……. 노새를 쏴죽이면 어떡해?"

그러자 아내는 나를 째려보더니 조용히 말하더군.

"한 번~!"

윈스턴 처칠의 유머

1. 늦잠을 자는 게으른 정치인이라는 공격에 답변

"글쎄요. 당신도 나처럼 예쁜 여자와 산다면 아침에 결코 일찍 일어나지 못할걸요."

2. 목욕 후에, 알몸으로 루즈벨트 대통령께 들켰다.

"영국 총리가 미국 대통령께 감출 것이 무엇이 있겠습니까! 허허허!"

제일 먼저 달려오는 사람은?

문제: 교통체증이 되면 제일 먼저 달려오는 사람은?

일본에서는 신호기 기술자, 신호체계를 작동하기 위해서

미국에서는 교통 경찰관, 수신호로 교통을 통제하기 위해서

우리나라에서는 누가 제일 먼저 달려올까요?
뻥 튀기 2,000원!
옥수수 3,000원이요!~

무엇이 좋아서 춤을

한 팔이 없는 사람이 옥상에 올라가서 자살하려는 순간,

옆 건물의 옥상에서는 두 팔이 없는 분이 춤을 추고 있었다.

'죽어도 물어 보고 죽어야지!'

"여보시오, 무엇이 좋아서 그렇게 춤을 추시오?"

"항문이 가려워서요.

"ㅋㅋㅋㅋㅋㅋㅋ"

그는 '자살'을 포기했다.

내려라, 이놈아! 다 왔다

한국말을 모르는 우리 동포 2세의 이야기이다.

하루는 아버지의 친구가 한국을 출발해 미국에 도착한다는 연락을 받고 공항으로 마중을 나갔다. 그는 아버지가 써 준 친구의 이름 '홍길동'이라는 팻말을 들고 손님을 맞이하였다.

그는 아버지의 친구를 승용차로 모시고 가면서 대화를 할 수 없었다. 당연했다. 그는 우리말을 못하고……. 아버지의 친구는 영어를 전혀 못했으니까……. 그리하여 집에 도착할 때까지 승용차에는 긴 침묵만 흘렀다. 아들은 아버지의 친구에게 아무 인사말도 하지 못해 미안한 생각이 들었다.

아들이 곰곰이 생각한 끝에 어릴 적에 아버지가 유치원과 초등학교에 바래다주며 하신 말이 갑자기 생각났다.

그래서 아버지의 친구에게 우리말을 한 마디라도 건넬 수 있다는 생각이 들어 너무 기뻤다.

차가 집에 도착하자말자 아들이 승용차 문을 열면서 내뱉는 말.

"내려라, 이놈아! 다 왔다."

** '우리말'을 가르쳐야 나중에 후회하지 않는다. **

– 동포들의 가슴 저린 고백 –

잘 웃기 위해서……

(잘 웃기 위한 전문가의 조언)

첫째, 거울을 보면서 웃는 표정을 연습한다.

둘째, 우습거나 즐거운 장면을 연상한다.

셋째, 웃기는 영화나 비디오, 유머 등을 자주 본다.

넷째, 아이들과 자주 어울리거나 동심을 잃지 않는다.

다섯째, 주변 환경을 밝게 꾸민다.

여섯째, 지나친 욕심을 버리고 긍정적인 사고를 한다.

주인과 머슴사이 화내지 않기

주인과 머슴이 어느 날, 어떠한 일이 있어도 서로 화를 내지 않기로 약속했다.

머슴이 화를 내면 일 년 품삯을 받지 않기로 하고,

주인이 화를 내면 일 년 품삯 두 배를 주기로 했다.

주인은 약속을 하기 무섭게, 머슴에게 도저히 견디기 힘든 일을 시키기 시작했다.

머슴은 속으로 화가 나지만 품삯을 받을 욕심으로 화를 내지 않고 참았다. 그런데 도저히 참지 못해서 일 년이 다 되어 가는데 그만 화를 내어 버렸다. 약속대로 품삯을 한 푼도 받지 못했다. 이 집에 들어오는 거의 대부분의 머슴들이 화를 내었기 때문에 품삯을 받지 못하고, 일만 뼈 빠지게 하고 늘 쫓겨나게 된 것이다.

그런데 이게 웬일인가! 이번에는 마음이 느긋한 머슴이 들어 왔다. 이 머슴은 일을 아무리 시켜도 화를 내지 않고, 주인이 일을 아무리 많이 시켜도 힘겹게 하지 않고, 자기가 할 만한 일만 하면서 절대로 화를 내지 않았다. 주인은 무심결에 자기가 시키는 일을 다 하지 않는다고 화를 버럭 내었다. 머슴은 일 년 품삯의 두 배를 받게 된 것이다.

목사의 유머감각

주일 어느 날, 목사가 설교를 하기 시작했다.

뽕나무에 올라간 삭개오를, 실수로 니고데모라고 하면서,

'세리인 니고데모가 예수님이 오신다는 소식을 듣고, 달려 나와 뽕나무에 올라갔다.'

이 소리를 들은 교인들은 웃기 시작했다.

웃어도 목사는 눈치를 채지 못하고 계속 설교는 이어졌다. 니고데모가 왜 뽕나무에 올라 갔느냐 하면, 키가 작기 때문이다.

드디어 교인들은 웅성거리기 시작했다.

이때서야 목사는 삭개오를 실수로 니고데모라고 한 것을 알아차리고 하시는 말씀인 즉

'그 때 마침 삭개오가 나타나서 니고데모를 보고 내 자리에서 내려오라고 했다.'

모든 교인들은 깔깔거리고 웃었다.

데이트 신청

이발소에서 일하는 아가씨가 손톱을 정리하고 있었다.

손님: "데이트하자."

아가씨: "결혼했어요."

손님: "괜찮아."

아가씨: " …… "

손님: "남편에게 여자 친구 만난다고 하고 나오면 돼지."

아가씨: "직접 하세요."

손님 : " …… "

아가씨: "지금 (옆에서) 면도하고 있잖아요."

'안녕하세요' 의 뜻이 '야, 이 녀석아!"

호주 사람과 결혼해 시드니에 살면서 호주의 한인교회에 출석하는 한인 여 집사가 있었다.

하루는 여 집사가 호주인 남편과 말다툼을 하게 되었다.

속이 상한 여 집사는 한국말로 "야, 이 녀석아"하였다. 남편이 그 말이 무슨 뜻이냐고 물었다. 여 집사는 엉겁결에, 그 말은 한국에서 쓰는 속어로 '당신을 사랑합니다' 라는 뜻이라고 얼버무렸다.

며칠 후에, 교회의 목사가 여 집사의 집에 심방을 왔다. 마침, 그 날은 남편이 쉬는 날이라 남편도 집에 있었다. 목사가 집을 찾아왔다고 하니, 남편은 목사를 반갑게 맞이하였다.

그러면서 그는 서투른 한국말로

"목사님, 안눙하세요!"

하고 인사를 했다.

그리고는 목사를 껴안으면서 한 마디 더 보탰다.

"야, 이 녀석아!"

－거짓말하지 맙시다!

팬티를 입은 개구리

어느 연못에서 물뱀이 헤엄쳐 가고 있었다.

연못의 여기저기에서 개구리들이 놀고 있는데, 모두 벌거벗고 있었다.

물뱀이 연못 맞은편에 도달해 보니 바위 위에 개구리 한 마리가 앉아 있는데 그 놈만 팬티를 입고 있었다.

물뱀은 은근히 화가 나서 그 개구리에게 물었다.

"임마! 너는 뭔데

너만 팬티를 입고 있어?"

팬티를 입은 개구리는 수줍은 듯이 대답했다.

"저요? 저는 때밀이인데요."

백수잔치

오늘은 할머니가 백세의 생일을 맞아 100수 잔치를 하는 날이다.

할머니는 걷는 것과 말하는 불편 외에는 근력도 있는 편이다. 슬하에 자손들도 많아 오늘은 정원에서 불고기 잔치를 열기로 했다.

할머니를 휠체어에 태우고 정원에 나와 한참 있으니까 할머니가 왼쪽으로 기울어진다. 식구들 중에 하나가 재빨리 바로 앉히고 왼쪽에다 스펀지 베개를 받혀줬다.

이번에는 할머니가 바른편으로 비스듬하게 기대려 했더니 식구들이 또 달려와 잽싸게 바로 앉히고 오른편에다 또 베개를 받혀줬다. 이번에는 앞으로 굽히려 했더니 앞쪽에다 베개를 대고 벨트로 동여맸다.

이때, 많은 손자들 중에서도 특히 사랑하는 손자가 와서

"할머니, 안녕하세요, 별일 없으시고요?'

하니까 할머니는 연필과 종이를 꺼내서 이렇게 썼다.

'얘, 글쎄. 이집 식구들은 내가 방귀도 못 뀌게 한다. 쯔쯔쯔!'

뒤돌아보는 이유

선생: 학생들, 길을 갈 때 차가 뒤에서 '빵빵' 하고 소리를 내면 돌
     아봐요? 안 봐요?

학생들: 돌아봐요.

선생: 왜 돌아보죠?

학생1: 차에 치지 않으려고요.

선생: 그게 아니구요.

학생2: 뒤통수에 눈이 없으니까요.

선생: 맞았어요!

신혼 부부의 분담

신혼 부부가 있었다. 이 두 사람은 결혼 전에 모든 일을 반반씩 분담해서 하기로 약속했었다.

어느 날, 마당에 낙엽이 매일같이 수북이 쌓였는데, 치우다 지친 아내가 남편에게 말했다.

"아니, 여보! 결혼 전에는 모든 일을 반반씩 하고자 했는데 왜 낙엽은 하나도 안 치워주는 거예요?"

그러자 남편은 아내를 보며 웃으며 말했다.

"이 사람아, 내가 치울 낙엽 반은 아직 나무에 붙어 있잖아."

경상도 남편과 서울 남편의 차이

부인이 배가 아프면,

서울 남편: "차라리 내가 아픈 것이 낫겠다."

경상도 남편: "어제 많이 처먹더니 알아봤다."

휘영청 달 밝은 밤에 벤치에 나란히 앉아 부인이 손가락으로 보름달을 가리키며, "저 달 봐요? 너무나 밝고 아름다워요"하면,

서울 남편: "너무나 낭만적이야."

경상도 남편: "손가락 치워라 안 보인다."

여보, 날 잡아봐라.

서울 남편: "10초 내에 잡으면 뽀뽀 해줄래?"

경상도 남편: "꼴값하네, 잡히기만 해봐라"

여름철이 다가와 백화점 진열장에 있는 여자 여름 지갑을 보고,

서울 남편: "여보, 저 여름 지갑 봐라. 너무 시원하고 좋아 보인다. 내가 사 줄게"

부인: "여보, 돈 없는데 그냥 두세요!"

남편: "아니야, 당신 지갑은 겨울 지갑이잖아"

얼른 사준다. 부인 너무 좋아 입이 찢어진다.

경상도 부인: "여보, 저 지갑 보세요. 너무 너무 시원해 보여요. 하
나 사 주세요. 제 지갑은 겨울 지갑이잖아요."

경상도 남편: "겨울 지갑 속에 있는 돈이 뭐 덥다 카더나?"

안녕하셨어요? 시아주버님

드라이브를 즐기던 어느 부부가 사소한 일로 말다툼을 벌였다.

서로 말도 않고 썰렁하게 집으로 돌아오는데, 문득 차창 밖으로 개 한 마리가 어정거리는 게 눈에 뛰었다.

남편이 아내에게 빈정대며 말했다.

"당신 친척이잖아? 반가울 텐데 인사나 하지."

남편의 말이 떨어지기가 무섭게 아내가 그 개에게 소리쳤다.

"안녕하셨어요? 시아주버님!"

환경과 유전의 차이

유전: 자식이 아빠를 닮으면 유전

환경: 자식이 옆집 아저씨를 닮으면 환경

(그저 웃고 넘기세요.)

예수가 죽었다

예수를 잘 모르는 할머니들의 대화

A할머니 : "예수가 죽었대."

B할머니 : "왜 죽었어?"

A할머니 : "목에 박혀 죽었대."

C할머니 : "아이고 맨발로 다녔구먼, 요즘 신이 많은데 왜 맨발로

　　　　　 다녔노."

A할머니 : "예수가 목수였대."

B할머니 : "그러니 못에 찔렸지. 쯧^ 쯧^ ... "

C할머니 : "예수가 누군데?"

D할머니 : "우리 새 며느리가 '예수님, 아버지! 아버지! 하면서 계

　　　　　 속 우는 것을 보니 친정 아버지인 것 같아."

A할머니 : "그러면 친정 아버지가 죽은 지 얼마 안 되는 모양인데,

　　　　　 바깥 사돈이 죽었으니 문상을 다녀오세요."

노화는 언제부터 오는가?

– 장대비가 쏟아지면

10대는 장대비를 맞고 걷는다.

20대는 장대비를 바라보며 창가에서 따뜻한 커피를 마신다.

30대는 "아이구! 허리야"

– 남자가 싫어하는 여자

10대는 못생긴 여자

20대는 잘난체하는 여자

30대는 센 여자

답은 30대부터 노화가 진행됩니다.

예, 맞습니다.

처음 뵙겠습니다

시각장애인 부부가 안구를 기증받아 눈을 뜨게 되었다.

남편이 눈을 떠보니 광명이 보였다.
앞에 앉아 있는 부인을 보고,
"처음 뵙겠습니다."
부인이 답하기를,
"말씀 많이 들었습니다."

하하 하하하!

덜 익은 간호원

의사가 환자를 진찰한 결과, 그 환자의 질병이 거의 치명적인 병으로 판명될 때가 있다. 예를 들어 악성 암이라던가, 에이즈 같은 병으로 밝혀지면 의사는 선뜻 환자에게 무슨 병인지 일러주지 않는다.

어떤 의사가 자신의 환자를 진단한 결과 모종의 암이 의심되었다. 담당의사는 의견서를 첨부해 곧바로 대학병원으로 이송했다. 대학병원에서 정밀종합 진찰 결과 거의 90%는 전립선암으로 판정됐고 나머지 10%의 검사 결과를 기다리고 있었다.

환자는 너무나 궁금한 나머지 사실을 알아내기 위해 밖으로 나와 다시 대학병원으로 전화를 걸었다.

환자: "여보세요, 거기 대학병원 5층 입원실이지요? 어제 김아무개란 내 친구가 거기에 입원해 있다고 연락이 와서 그러는데요. 그 친구랑 통화할 수 있을까요?"

간호원: "예, 잠깐만 기다리세요. (한참 후) 여보세요, 병실에 가 보았더니 자리에 안계시네요. 아마 외출하셨나 봐요."

환자: "제 친구 상태가 어떤가요?"

간호원: "여기 일람표에는 전립선암 같다고 적혀있네요."

"난 양반김이야!!"

전국에서 한 가닥씩 하는 유명한 김밥들이 모여서 100M 달리기 시합을 했다. 출발신호가 울리고 각 김밥들이 가문의 영광을 위해 혼신의 힘을 다하여 달렸다.

그런데 어떤 김밥이 달리다가 옆구리가 터져버렸다.

하지만 밥, 단무지, 시금치, 계란, 맛살, 햄, 참깨는 시합을 포기하지 않고 달렸다.

한참을 달리다가 단무지가 뒤돌아보니 김이 달리지 않고, 바닥에 가부좌를 틀고 앉아 있었다.

단무지가 다급한 목소리로

"김아!! 빨리 뛰어!!"

김이 말했다.

"안 돼~! 난 양반김이야!!"

ㅎㅎㅎ

저희 학원은.....*

(뒤에서부터 읽으세요.)

저희 학원으로 오세요.

자녀에게 관심이 없다면

그냥 집으로 가세요.

저렴하고 수준 높은 학원을 원하시면

저희 학원 뿐입니다.

공부만을 강조하는 것은

아무 소용없습니다.

학생들의 개성과 창의력은

소중합니다.

공부 잘 하는 학생만

받지 않습니다.

왕따나 내성적인 학생 모두

받습니다.

촌지는 절대

받지 않습니다.

하지만 부모들의 관심은

저희에게 학생들은 꼭 필요합니다.

믿고, 맡기세요.

어느 만원버스에서 할머니의 말씀

막 버스에 올라탄 할머니가 몹시 힘든 표정으로 자리를 찾는다.

할머니 바로 옆의 두 자리 중에, 통로 쪽에 앉아 있던 한 학생이
할머니에게 좌석을 양보하였다.
"할머니...여기 앉으세요."

이에, 할머니가 미안해 하면서 감사하였다,
"애구...고마워 젊은이...근데 대학생인가..? "
"예."
"어디 다니지? "
"예..충남대요. "
"좋은데 다니네..국립대라지 ?..."
"(머쓱) 예... " ^^;;;
"심성도 착하고 머리도 좋아, 공부도 잘했구만. 생긴 것도 남자답
고."

이어 할머니는 창가 쪽에 앉아 책을 보는 대학생처럼 보이는 젊
은이에게 물었다.

"학생은 어느 대학다니나 ?..."

"예? 저.. 한국과학기술원이요"

그러자 할머니가 한 말씀을 하셨다.

"그려...공부 못하면 얼른 기술이라도 배워야지..."

고해성사?

어느 제비가 성당을 찾아가서 신부에게 고해성사를 하고 있었다.

제비: 신부님, 옆집 부인과 거의 큰일 날 뻔했습니다.

신부: 그래 간음을 행하셨나요?

제비: 아니요. 그냥 문지르기만 했습니다.

신부: 문지르는 거나, 넣고 하는거나 다를 게 없습니다.
　　　마음을 어떻게 가졌느냐가 중요합니다. 속죄의 의미로 성모
　　　송 3번 외우고, 자선함에 2만원을 넣으십시오.

고해성사를 마친 제비는 죄를 뉘우치며 성모송을 3번 외운 후에,
자선함에 다가가서는 그냥 손만 문지르는 것이었다.

이상하게 생각한 신부가 물었다.

신부: 왜 속죄금을 넣지 않고 손만 문지르지요?

제비: 신부님 말씀이 문지르는 거랑, 넣는 거랑 똑 같다하셨기
　　　에...

저승사자가 부르면

* 회갑, 回甲(61): 지금 안계시다고 여쭈어라.

* 고희, 古稀(70): 아직 이르다고 여쭈어라.

* 희수, 喜壽(77): 지금부터 노락(老樂)을 즐긴다고 여쭈어라.

* 산수, 傘壽(80): 아직 쓸모가 있다고 여쭈어라.

* 미수, 米壽(88): 쌀밥을 더먹고 가겠다고 여쭈어라.

* 졸수, 卒壽(90): 서둘지 않아도 된다고 여쭈어라.

* 백수, 百壽(99): 때를 보아 스스로 가겠다고 여쭈어라.

버스에 탄 최불암

최불암이 서대문에서 망우리로 가는 버스를 탔다.

버스는 신문로를 지나 광화문으로 들어섰다. 이윽고, 종로에 오자 운전사가 이렇게 크게 외쳤다.

운전사: "이가입니다. 이가 내리세요!"
―그러자 몇 사람이 우르르 내렸다.

종로 2가에서 몇 사람의 승객이 버스에 올랐다. 버스는 탑골공원을 지나 종로를 내달렸다. 한참을 그렇게 달리더니 버스가 멈추었다. 운전사가 소리를 친다.

운전사:"오가입니다. 오가 내리세요!"
―또 몇 명이 내렸다.

그런데 안절부절 못하던 최불암이 좌석에서 일어났다.
그리고 운전사에게 달려갔다.
최불암: "왜 이가하고 오가만 내리게 하는 거여?,
　　　　최가는 언제 내리는 거여?"

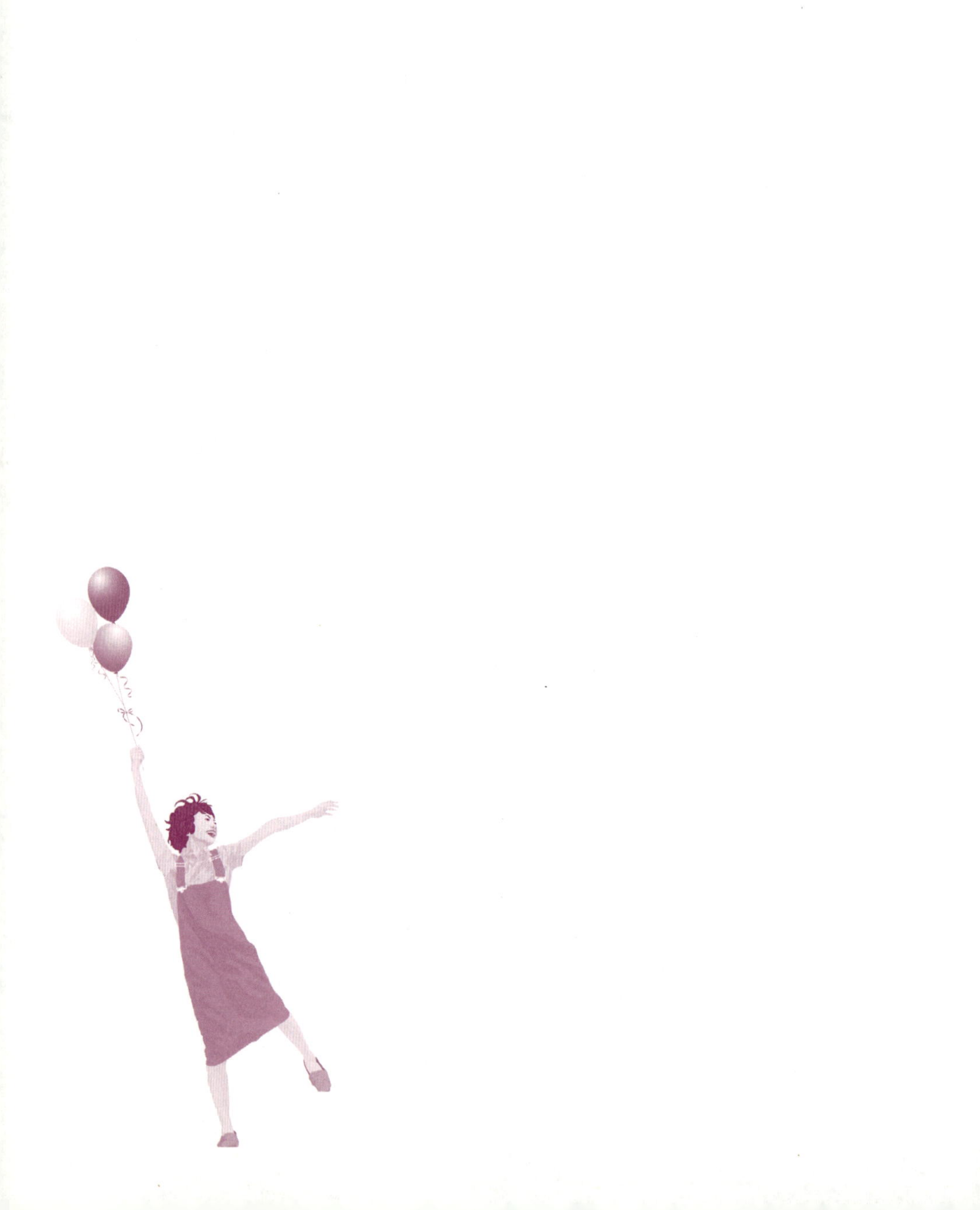

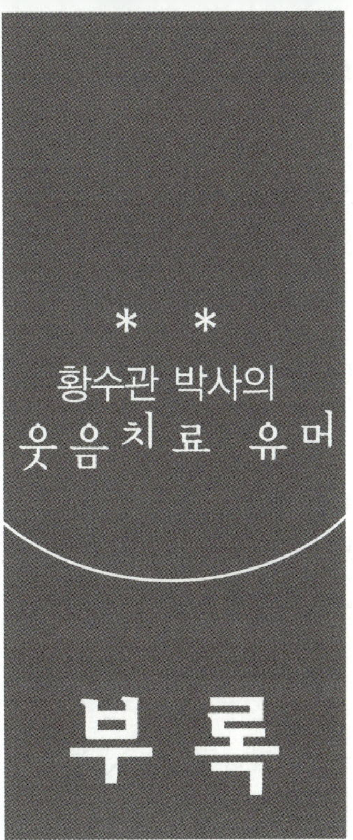

우리를 행복하게 해주는 웃음

1. 스트레스가 만병의 근원

스트레스를 받으면 뇌의 시상하부에 자극을 받아 뇌하수체에 전달
되어 이것이 아드레날(부신)에 자극을 주어 도파민(dophamine), 에피
네피린(epinephrine), 노에피네피린(nor-epinephrine) 등이 분비되어
혈압을 올리고, 혈관이 수축되고, 심장이 뛰며 천식이 오게 된다.
또한 코티졸(cortisol) 분비가 과다하여 뇌가 손상되고, 기억력이 상실
되며, 대머리가 되기 쉽다. 그러므로 스트레스는 만병의 근원이다.

카네기 멜론대학교 셀돈코헨 박사는 400명에게 스트레스를 준 후
감기 바이러스를 주입하는 실험을 하였다. 실험 결과 90%가 감기
에 걸림을 밝히고, 이는 스트레스가 체내의 코티코트로핀을 증가시
켜 면역체계에 장애를 일으켜 저항력이 떨어져 감기에 잘 걸리게
된다는 것을 알아냈다.
미예일대학교 브라스 박사는 2차 대전 중에 전쟁포로였던 노인들
을 대상으로 포로생활을 하며 받았던 스트레스가 뇌졸중에 어떤 영
향을 주는지에 대한 연구를 하였다. 실험결과 일반 노인들에 비해
8배나 뇌졸중이 더 높음을 밝히고 50년 전에 받았던 전쟁충격이
뇌졸중에 악영향을 끼치고 있음을 밝혔다.

2. 웃음의 효과

하나. 기억의 효과

  기억에 가장 오래 남는다고 한다.

둘. 집중의 효과

  산만한 주의를 집중시키는 데 효과가 크다.

셋. 친교의 효과

  웃음은 사람과 사람 사이를 친해지게 하는 효과가 있다.
  모든 분들이 나를 옆집 아저씨 같이 친밀하게 느끼는 것이
  친교의 효과 때문일 것이다.

넷. 건강의 효과

  웃음은 육체의 건강을 넘어서 인격까지 건강하게 한다.

3. 밝은 표정은 성공의 계약서

오프라 윈프리,

그녀는 불우한 가정에서 태어났고

못난이, 뚱보, 이혼녀였다.

그럼에도 불구하고 이세상 모든 것을 긍정적으로 보기 시작했고,

책을 읽기 시작했다.

그 후, 그녀는 세계적인 스타로 부상하게 되었다.

그녀의 영향력은 가히 상상을 초월했다.

밝은 표정은 성공의 계약서요,

환한 웃음은 행복의 저금통장이다.

돼지머리도 웃어야 값이 나간다.

우리 모두 밝은 내일을 위해 환하게 웃자.

하하하하하!!!

4. 엔돌핀의 4,000배, 다이돌핀

최근의 의학이 발견한 호르몬 중에 '다이돌핀'이라는 것이 있다.

엔돌핀이 암을 치료하고, 통증을 해소하는 효과가 있다는 것은 이미 알려진 이야기지만, 이 다이돌핀의 효과가 엔돌핀의 4,000배라는 사실은 잘 모르고 있을 것이다.

그럼, 이 다이돌핀은 언제 우리 몸에서 생성될까?

바로 '감동 받을 때'이다.

좋은 노래를 들었거나, 아름다운 풍경에 압도되었을 때, 전혀 알지 못했던 새로운 진리를 깨달았을 때, 엄청난 사랑에 빠졌을 때, 우리 몸에서는 놀라운 변화가 일어난다.

전혀 반응이 없던 호르몬 유전자가 활성화되어 안 나오던 엔돌핀, 도파민, 세로토닌이라는 아주 유익한 호르몬들을 생산하기 시작하는 것이다.

특히, 굉장한 감동이 왔을 때, 드디어 위에서 말씀드린 '다이돌핀'이 생성된다. 이 호르몬들이 우리 몸의 면역체계에 강력한 긍정적 작용을 일으켜 암을 공격한다.

대단한 효과이다.

그래서 치료되는 기적이 일어나는 것이다……

5. 당뇨병에 웃음이 묘약

당뇨병 환자에게는 웃음이 묘약이 될 수 있음을 보여주는 연구 결과가 일본에서 나왔다.

산케이 신문에 따르면 국제과학진흥재단의 '마음과 유전자 연구회'는 당뇨병 환자에게 만담 등을 보여줘 웃게 하는 실험을 한 결과, 식후에 혈당치가 크게 낮아지는 것을 확인했다. 이 실험은 이틀간 쓰쿠바시 주변에 사는 중장년 당뇨병 환자 21명을 대상으로 실시됐다.

첫날에는 혈당치 측정 1시간 전부터 일부러 당뇨병 메커니즘에 관한 강의를 했고, 둘째 날에는 측정 전에 만담을 보여줘 폭소를 유발시켰다.

이틀이 지나서 시험에 참가한 이들을 측정하였다. 점심 식사를 한 후, 2시간 뒤 혈당치를 측정한 결과, 공복시와의 차이가 첫날은 평균 123인 반면, 둘째 날은 77로 큰 차이를 보였다 한다.

당뇨병 환자에게 종래의 식이·운동요법과 더불어 웃음이 새로운 당뇨병 치료 요법이 될 가능성도 있을 것으로 기대된다.

6. 웃음 예찬

데일 카네기의 말 -

웃음이 없이 부자가 된 사람이 없고, 웃음 가지고 가난해진 사람도
없다.
웃음은 가정에 행복을 더 하며, 사업에 활력을 불어 넣어 주며
친구 사이를 더욱 가깝게 하며 피곤한 자에게 휴식이 되며
실망하는 자에게 소망이 되며 우는 자에게 위로가 되며
인간의 모든 독을 제거하는 해독제다.
웃음은 살 수 도 없고 빌릴 수 도 없으며 도둑질 할 수도 없다.

웃음과 건강 -

하루에 한번만 웃으면 수명이 이틀 동안 연장된다고 한다. 요즘 의학계에서는 웃음치료에 대한 보고가 들어오고 있다. 웃음치료가 최고의 치료라는 것이 입증되고 있다.

웃음은 마음의 치료제요, 몸의 미용제라고 한다.

윌리암 제임스는 "기뻐서 웃는 것보다 웃으면 기뻐지게 되고 꼬였던 일이 풀리며 행복해진다."고 말한다.

웃을 일이 없을 때, 일부러라도 웃는 것이 효과가 있다는 것을 말해주고 있는 것이다.

7. 항상 웃고, 재미있는 이야기를 즐긴다

웃음이 우리의 건강에 얼마나 좋은지를 다시 한 번 강조하는 것은 이제 잔소리일 뿐이다. 웃음 요법이라고 해서 외국에서는 이미 웃음을 질병 치료의 수단으로 이용하고 있을 정도다.

독일의 아동 병원에서는 매주 한 번씩 어릿광대를 불러 환자들을 웃기고 있으며, 일부 기업들은 사원들을 '웃음세미나'에 참석시키고 있다.

가정과 직장에서 하루 일과를 시작하기 전에 한바탕 웃음으로써 마음과 몸의 컨디션을 조절하는 것이다.

현재, 인도에서는 전국적으로 250여 개의 웃음 운동 클럽이 활동 중이다.

또, 스트레스를 해소하는 데 웃음과 이야기만큼 좋은 방법도 없다. 특히 웃음은 건강 생활을 유지해주는 보증수표나 다름이 없다. 한 번 활짝 웃는 것은 에어로빅을 5분 동안 했을 때와 똑같은 효과를 갖는다.

운동할 시간을 영 내지 못하는 사람이라면 될수록 많이 웃으려고 노력해보자.

1962년, 미국인으로서는 처음으로 지구 궤도를 돌았던 우주인 존 글렌이 77세 고령의 나이에 다시 우주 정복에 도전했는데, 그가 말했던 건강 비결은 참으로 놀라운 것이다.

첫째는 항상 웃음을 잃지 않았다는 것이고,

둘째는 일평생 운동하기를 게을리 하지 않다는 것이다.

그 어떤 질병이라도 웃음과 운동 앞에서는 버텨낼 재간이 없다는 얘기다.

8. 웃음이 인생을 바꾼다

미국의 어느 병원.

한 간호사는 여러 가지 업무가 겹쳐 그 어느 때보다 바쁜 하루를 보내고 있었다. 그런데 한 환자 때문에 도무지 일을 볼 수가 없었다. 그녀가 간호사실의 의자에 앉기가 무섭게 호출 신호가 들어오고, 달려가보면 또 그 환자였다.

"휴지통을 좀 더 가까이 밀어 줘요."
"물컵에 얼음 좀 넣어 주세요."
매번 이 환자는 자질구레한 요구를 해 댔다.

오전 내내 일을 제대로 보지 못한 간호사는 점심 식사를 재빨리 마치고 차트 기록이라도 마치기 위해 간호사실로 갔다. 자리에 앉자마자 또 어김없이 들어오는 호출 부호. 병실로 가서 보니 그 까다로운 환자가, 이번에는 감자가 아주 나쁘다면서 점심 식사를 놓고 불평을 터뜨렸다.

그러자 간호사는 환자에게 가까이 다가갔다. 그리고 쟁반 위에 놓인 감자를 집어들고 어린아이의 엉덩이를 때리듯 감자를 몇 번 때리면서, "넌 아주 나쁜 감자야" 라고 말했다.
까다롭기만 한 그 환자도 웃음을 터뜨렸고 다시는 무리한 요구를 하지 않았다.

이 재미난 이야기의 주인공은 바로 미국에서 웃기는 간호사로 통하는 패티우튼이다. 그녀는 이 일화를 통해 누구나 당할 수 있는 스트레스의 상황에서 자신과 상대방이 동시에 벗어날 수 있는 유일한 방법이 유머라는 것을 잘 보여 주고 있다.
그녀는 스트레스를 많이 받으며 간호사 일을 하던 중에 이혼의 위기에서 웃음 건강학의 아버지라 불리는 노먼 커슨스의 책을 읽고 용기를 얻어, 광대 학교에 입학을 하게된다.

광대 학교를 마친 패티우튼은 자신이 근무하는 병원에서부터 시작하여 미국 전역의 병원을 돌아다니면서 환자들에게 유머와 웃음을 선사하고, 그런 봉사를 통해 스스로도 정신과 육체가 건강한 삶을 살게 되었다.

그녀는 이런 일을 여러 사람과 나누기 위해 간호사들을 위한 웃음 교본을 두 권 저술했고, 1999년에는 세계웃음요법학회 회장을 맡기도 했다. 그리고 그녀의 눈부신 활동에 힘입어 현재 미국 전역의 병원에서는 광대 차림으로 병실을 돌며 환자들에게 웃음을 주는 간호사 웃음부대가 조직되었다고 한다.

이혼이라는 아픈 상처 속에서도 좌절하지 않고, 다른 사람을 위해 웃음을 선사하는 삶을 살아가는 패티우튼. 그녀는 웃음을 통해 인생의 커다란 위기를 극복했으며, 유머를 통해 아주 많은 사람들의 인생을 바꾸어 놓고 있다.

9. 과로는 사망이다

영국 의학계에서 과로를 정의하기를 '과로는 사망'이라고 했다. 과로처럼 위험한 일은 없다. 돌연사의 경우와 잠결에 죽는 경우도 과로가 주원인으로 밝혀지고 있다. 수면 중에 죽는 경우를 보면, 그날따라 저녁밥을 과식했다거나, 운동을 갑자기 심하게 했거나, 일주일 내에 큰 충격을 받았을 때였음이 밝혀지고 있다. 과로에는 충분한 휴식과 깊은 단잠이 최고의 보약임을 명심해야 한다.

이 책에 수록된 유머들 중에는 저자가 오랫동안
강의를 하던 중에, 여러 매체에서 인용하여 사용
했던 것들도 있음을 밝혀 둡니다. 이 지면을 빌
어서 유머를 이용해 왔음에 감사드립니다. 혹시
유머를 창작하신 분께 직접 양해를 구하지 못하
였음을 이해 바랍니다.

- 엮은이 -

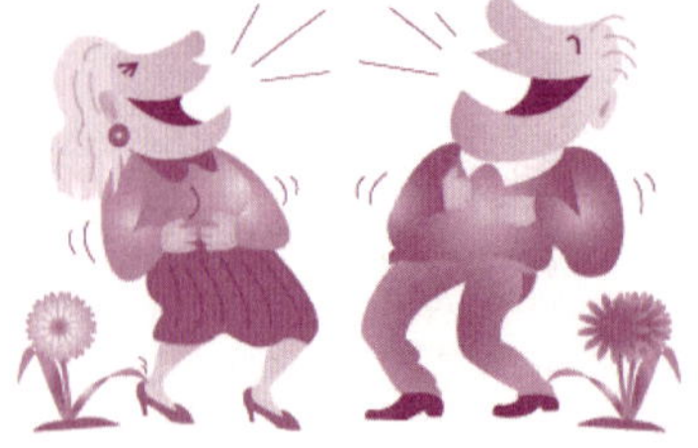